診療放射線技術選書 5

放射線写真学
第3版

九州大学医療技術短期大学部　赤坂　勉

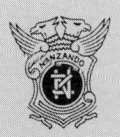

南山堂

第3版改訂の序

　図らずも21世紀を迎える年に改訂版刊行の運びとなり，感慨深いものを感じる．前回の改訂時には共著者として参画したが，これより早15年が経過した．この間，医用画像をとりまく環境は格段の進歩をとげ，長い歴史をもつ増感紙・フィルムのシステムに対しても，今や大変革の波が押し寄せている．改訂作業は，まず旧版と今日の状況との照合から始まった．

　放射線写真学は応用的・実際的な分野であるが，何事も基礎から丁寧に学んでいくことが結局は習得の早道と考える．「まず基本から」という初版からの姿勢は，やはり本書でも踏襲し，かつ平易な記述にするようにも心掛けた．

　今回の改訂の主要点を挙げると，
・明らかに過去的なものや，医用画像以外についての項目・内容については割愛，あるいは大幅な内容短縮を図らせて戴いた．
・写真化学現象の成立機構について，できるだけ加筆した．
・写真特性の記述をどこに入れるべきかについては，難しい問題がある．これについては，第2章以降の内容を容易に理解できるよう第1章の中でまず概略を述べ，章を改めて詳述した．
・カラー写真は，最後の章にまとめた．

　以上を加味しながらの改訂作業であったが，なお不十分であるとの誹りは免れない．ご叱責・ご意見を賜われば幸いである．

　後になったが，初版著者の小山田　郎先生，ならびにご校閲を賜った関係諸賢に，この場を借りて厚くお礼申し上げたい．本書が十分に活用されんことを願ってやまない．

2000年12月

赤坂　勉

第1版の序

　本書は診療放射線技師学校の教育課程のうち「X線写真」を対象に書いたものである．このため，一般のX線写真といえばその撮影法も含まれるべきであるが，X線撮影法については本選書の中で他の著者により書かれているので，本書では写真技術の基礎的な事項とX線写真の処理に重点を置いてまとめた．

　第1章では　X線写真を学ぶための基礎知識として，写真の概念・感光理論・写真像の特性などについて述べたが，普通写真については既に多くの著書があるため簡略にしたので，これらの著書を参考にされたい．

　第2章では　X線写真用の感光材料について　製造・特性・取り扱い上の注意等について述べたが，これらは一般の感光材料と共通する部分が多く，一般感光材料に関する常識的な理解も得られるものと考える．

　第3章では　X線写真の処理設備・処理剤・処理の技術について述べたが，処理剤については普通写真に使用するものにもふれた．なお，これらは従来の手現象によるものを主としたが，自動現像については章の終わりにまとめて記載した．

　第4章では　X線写真の複製や新しく開拓されている特殊技術として　カラーX線写真・ゼロラジオグラフィー等について説明した．

　本書を編纂した目的は，診療放射線技師学校の教育課程の内容をより明確にするためのものであったが，X線写真の処理方法も手現象から自動現像へと急速に移り変わりつつある過渡期であり，それにつれて感光材料・処理剤などもその内容が一変しつつある情況で，いずれに重点を置くかなどの問題もあり，必ずしも所期の目的を達し得なかった憾みはあるが，一つの提案として本書を刊行することにした．著者はかつて病院でX線写真の処理に当たってきた経験と，既刊の著書・論文を参考に本書をまとめたが，あらため

て詳細に検討すると不備な点も多いかと思われるが，訂正・追加等について御意見をいただければ幸いである．最後に出版に際し色々と御尽力いただいた南山堂の方々に厚く御礼申し上げる．

昭和46年5月

小山田　郁

目　　次

1．写真のための基礎知識　　1

A．普通写真と放射線写真……1
　1．写真の発達…………………2
　　1）写真法の説明……………3
　　2）湿板写真…………………4
　　3）ゼラチン乳剤の登場と
　　　　発展………………………4
　　4）X線写真の発達　………5
　2．写真の概念…………………5
　3．医用画像の各種システム…7
　　1）X線像の成立　…………7
　　2）X線直接撮影と間接撮影…7
　　3）その他の主な医用画像…9
B．写真の感光と現像の機構…9
　1．光化学反応…………………9
　　1）光化学第1法則……………9
　　2）光化学第2法則……………9
　2．ハロゲン化銀結晶の物性…10
　　1）ハロゲン化銀結晶の構造
　　　　………………………………10
　　2）格子欠陥…………………11
　　3）エネルギー準位…………12
　3．感光の機構…………………13
　4．放射線による感光…………15
　　1）X線・γ線による感光…16
　　2）荷電粒子線による感光…16
　5．現像の機構…………………17
　　1）物理現像…………………17
　　2）化学現像…………………17
C．写真特性の基礎……………19
　1．特性曲線……………………19
　2．感度とコントラスト………20
　3．カブリ………………………20
　4．感色性………………………21
　　1）レギュラー………………22
　　2）オルソ……………………22
　　3）パンクロ…………………22
　　4）赤外………………………22
　　5）紫外………………………23
　5．鮮鋭度と粒状性……………23
　　1）鮮鋭度……………………23
　　2）粒状性……………………24
D．写真における諸現象………24
　1．潜像退行……………………24
　2．露光効果……………………25
　　1）相反則不軌………………25
　　2）間欠露光効果……………26
　　3）ソラリゼーション………26
　　4）その他の反転現象………26
　　5）焼出し効果………………28
　3．感光によらない写真効果…28
　　1）圧力効果　………………28
　　2）静電気の影響　…………28
　　3）薬品などによる影響　…28

2．感光材料　29

A．感光材料の製造 …………29
 1．支持体……………………29
  1）フィルムベース…………29
  2）ガラス……………………31
  3）紙…………………………31
 2．写真乳剤……………………31
  1）写真用ゼラチン…………31
  2）ハロゲン化銀……………32
  3）乳剤の製造………………33
  4）乳剤の塗布………………34
B．化学増感と分光増感 ……35
 1．化学増感……………………36
  1）硫黄増感…………………36
  2）金増感……………………36
  3）還元増感…………………36
 2．分光増感……………………37
C．各種感光材料 ……………37
 1．一般撮影用フィルム………37
  1）ネガフィルム……………37
  2）ポジ用フィルム…………39
  3）インスタント写真………40
 2．マイクロフィルム…………41
 3．印刷用感材…………………41
 4．印画紙………………………42
  1）構造………………………42
  2）種類と特性………………42
 5．乾板…………………………43
 6．非銀塩感光材料……………44
D．X線フィルム ……………45
 1．X線フィルム………………45
  1）スクリーンタイプ・直接撮影用X線フィルム …46
  2）間接撮影用X線フィルム…………50
 2．X線フィルムの取り扱い…51
  1）X線フィルムの保管……52
  2）使用時の取り扱い………52
E．増感紙と蛍光板 …………53
 1．蛍光…………………………54
  1）蛍光の発光機構…………54
  2）蛍光体の種類……………55
 2．増感紙の構造………………57
 3．増感紙の特性………………59
  1）感度………………………59
  2）コントラスト……………59
  3）鮮鋭度……………………59
  4）粒状性……………………60
 4．増感紙の種類………………62
 5．増感紙の取り扱い…………63
 6．蛍光板………………………64
F．X線写真関連用具 ………64
 1．撮影用フィルムカセッテ…64
 2．フィルム観察器……………65

3．X線写真の処理　67

A．暗室設備 …………………68
 1．暗室の構造…………………68
  1）暗室の要件………………68
  2）暗室構造の実際…………69
 2．暗室照明……………………69
  1）白色照明…………………70
  2）安全照明…………………70
 3．付帯設備……………………72

1）作業台……………………72
　　2）カセッテ交換箱…………73
　　3）現像タンク………………73
　　4）流し………………………74
　4．暗室用具………………………74
B．写真処理とその化学…………74
　1．現像…………………………75
　　1）現像液の構成……………75
　　2）現像液の種類と処方例…81
　　3）現像液の調製……………83
　　4）現像条件の影響…………85
　　5）現像液の疲労と補充……89
　　6）現像における隣接効果…91
　2．現像停止処理………………92
　3．定着……………………………93
　　1）定着液の構成……………93
　　2）定着液の種類と処方例…96
　　3）定着液の調製……………97
　　4）定着効果に影響する因子97
　　5）定着液の疲労度判定法 100
　　6）効果的な定着法 ………102
　　7）停止・定着で起こり
　　　　やすい故障 ……………102
　4．水洗 …………………………103
　　1）水洗効果に影響する因子 104
　　2）水洗方法 ………………105
　　3）水洗完了試験法 ……105

　5．乾燥 …………………………107
　　1）乾燥の要点 ……………107
　　2）乾燥の方法 ……………107
　6．後処理……補力,減力,調色
　　　　　　　　　　　　………108
　　1）補力 ……………………108
　　2）減力 ……………………109
　　3）調色 ……………………111
C．自動現像処理 …………………112
　1．自動現像機の発達 …………113
　2．自動現像機の構造 …………114
　　1）駆動部 …………………114
　　2）フィルム挿入部 ………114
　　3）処理部 …………………116
　　4）乾燥部 …………………118
　　5）補充液部 ………………118
　　6）その他 …………………118
　3．フィルムと処理液 …………119
　　1）フィルム ………………119
　　2）処理液 …………………119
　4．補充量の設定 ………………120
　5．自現機の保守・管理 ………120
　　1）機械面の管理 …………121
　　2）処理液の管理 …………121
　　3）管理の実際 ……………122
　6．明室化システム ……………123
D．廃液処理………………………124

4．写真特性の評価法　　129

A．センシメトリー …………129
　1．写真濃度 ……………………129
　　1）写真濃度の種類 ………129
　　2）濃度計 …………………130
　2．特性曲線 ……………………133
　3．一般ネガ感材のセンシメト
　　　リー ……………………135

　4．X線写真のセンシメトリー
　　　　　　　　　　　………136
　　1）X線露光の方法 ………137
　　2）特性値の求め方 ………139

B．画質の評価 ……………140
  1．空間周波数 ……………140
  2．鮮鋭度の評価法 …………141
    1）解像力 …………………141
    2）アキュータンス ………141
    3）MTF……………………142
  3．粒状性の評価法 …………146
    1）RMS粒状度……………146
    2）ウイナースペクトル …147
  4．その他の画質評価法 ……149

5．その他の放射線写真　151

A．画像記録装置（イメージャ）
…………………………………151
  1．マルチフォーマットカメラ
  ………………………………152
  2．レーザーイメージャ ……152
  3．ドライ記録方式 …………154
B．X線写真の複製 ……………156
C．サブトラクション …………158
D．デジタルラジオグラフィー，
  DR…………………………159
  1．デジタル画像の構成 ……160
    1）標本化と量子化 ………160
    2）画像のデジタル化 ……161
    3）画像のデータ容量 ……162
  2．デジタルフルオログラフィ，
    DF……………………………162
  3．コンピューテッドラジオグ
    ラフィ，CR………………164
    1）輝尽性発光 ……………165
    2）CR装置 ………………166
  4．平面検出器 ………………167
E．高エネルギー写真 …………168
  1．照射部位の照合写真 ……168
  2．フィルム法による線量分布
    測定 ………………………169
F．オートラジオグラフィ …170
  1．マクロオートラジオ
    グラフィ …………………171
  2．ミクロオートラジオ
    グラフィ …………………171
  3．飛跡オートラジオグラフィ
    ………………………………173

6．カラー写真　175

  1．カラー写真の原理 ………175
    1）色の認識 ………………175
    2）3原色 …………………176
    3）色の分解と再現 ………177
    4）発色現像 ………………178
  2．カラー感光材料 …………178
    1）カラーネガフィルムの
      構成 ……………………178
    2）カラー印画紙（カラー
      ペーパー）の構成 ……179
    3）カプラー ………………179
  3．カラー処理 ………………180
    1）発色現像主薬 …………180
    2）カプラーの反応 ………182
    3）漂白 ……………………182

索　　引……………………185

写真のための基礎知識

A. 普通写真 と 放射線写真

写真 photography という語は「光の作用によってつくられた画像」という意味で，Daguerre（ダゲール）による写真法発明の頃から使用されたといわれる．

「視覚にうつる映像を，そのまま記録として残したい」という願いから出発した写真法は，科学の進歩につれて今日では可視光だけでなく，目にみえない赤外線・紫外線・X線・γ線など広範囲の電磁波，粒子線（α線・β線）や電子線による記録も行われている（図1-1）．さらに現在ではデジタル技術の波及とともに，レーザー光による写真記録も普及している．

写真の利用は広範囲にわたり，日常生活に関連の深い肖像・風景写真・映

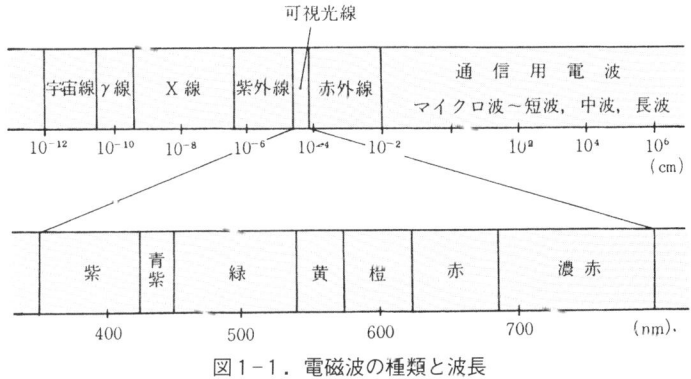

図1-1．電磁波の種類と波長

画・報道写真などのほか，印刷などの産業分野，顕微鏡写真・天体写真・放射線写真などの科学分野など，社会のあらゆる分野で用いられている．

写真と言えば通常 ハロゲン化銀を感光主体とする銀塩写真のシステムをさすが，このように写真が記録の手段として広く利用されているのは，次に挙げるような優れた特徴があるからである．

(1) 光に対する検出感度が極めて高く，豊かな階調と高い画質を有する．すなわち記録が非常に正確であり，情報の記録密度が極めて高い．

(2) 目に見える現象だけでなく，高速度の現象や長時間にわたる現象もとらえることができる．また，赤外線，紫外線，放射線などの不可視光にも感光する．

(3) 記録は長期間保存することができ，大きさをさまざまに変えたり，必要なときに何枚でも再生することができる．

(4) 光の検出・記憶・表示・保管という記録の全過程を1枚のフィルムで実現できる．例えばデジタルカメラでは，以上の各過程はそれぞれ別個の媒体（メディア）が担わなければならない．

以上の優れた特長をもつ反面，銀塩写真がもつ現代的で最大の問題点は湿式の現像処理が必要なことである．環境問題への取り組みも含め銀塩写真システムは現在大きく変貌しつつあるが，これについては本書でも若干ふれている．

医療における写真の利用も広範囲にわたり，これには病理標本の撮影や顕微鏡写真も含まれるが，これらは普通写真の利用であり，本書では診療放射線技師が取り扱う画像分野，中でも欠くことのできないX線写真に主題をおいて述べることにする．一方，放射線写真という意味ではX線以外の放射線による写真も含まれ，その代表的なものにオートラジオグラフィがあるが，これについては第5章で述べる．

1．写真の発達

写真法は感光材料の発見によって生まれ，その後の進歩とともに今日の隆盛を見るに至ったということができる．

光の作用によって物質が化学変化を起こすことは，皮膚の日焼けや白布の太陽光による変色など，これは紀元前から知られていたという．16世紀半ば，

角銀鉱（塩化銀からなる鉱物）が発掘当初は白蝋色であるのに日光により黒変することから，塩化銀の感光作用が発見された．

一方カメラの起源は，風景や日食の観察に用いられたカメラオブスキュラ camera obscura（ラテン語で「暗い部屋」，壁などに小さな穴をあけた部屋）とされる．しだいに小型化し，レンズの使用による明るく鮮明な映像が得られるようになったが，18世紀までは絵画の複製に用いられただけで，まだ"絵を描く道具"の域をでなかった．

1）写真法の発明

1826年 Niepce（仏，ニエプス）は，現存する最古の写真として知られる風景撮影に成功した．これはアスファルトの感光作用を利用したもので，露光には8時間を要したとされる．

これを受け継いだ Daguerre（仏，ダゲール，図1-2）は，1839年 今日の銀塩写真の元祖であるダゲレオタイプ（Daguerreotype，銀板写真）を公表した．これは，銀板上のヨウ素蒸気によって作られたヨウ化銀を感光材料として，カメラオブスキュラで撮影，水銀蒸気にさらして感光部分にこれを付着させ，食塩水による定着を行うというものである．銀板写真では水銀の白と銀との濃淡で直接にポジ画像が得られるが，露光時間はまだ数10分を要した．ダゲレオタイプはまもなく日本にも渡来し，最初の撮影成功例は「島津斉彬像」とされるが，これはわが国で唯一現存する銀板写真でもある．

1841年 Talbot（英，タルボット）はネガ・ポジ写真法の元祖といわれるカロタイプ（後にタルボタイプ Talbotype に改称）を発表した．この方法はまずヨウ化銀紙を硝酸銀と没食子酸の混合液に浸して増感し，撮影後同じ液で現像して紙ネガをつくる．これを油で透明化させて原板とし，塩化銀感光紙に太陽光下で密着焼付けを行い多数のポジ像を得た．タルボタイプは画質の悪

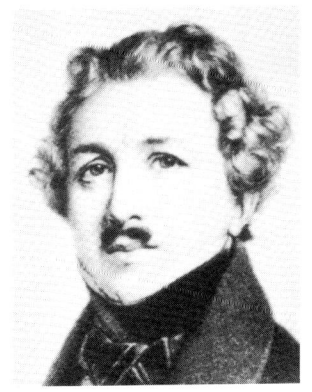

図1-2．L. M. Daguerre (1787−1851)（ジャポニカ（大日本百科事典）14巻，1版1刷，小学館，昭和45年．）

さなどからあまり普及しなかったが，感度はよく露光時間は直射日光下で1分程度と一挙に短縮された．この頃より定着にチオ硫酸ナトリウムが使用されだした．

2）湿板写真

1851年 Scott Archer（英，アーチャー）によりコロジオン湿板法が発明され，感度や画質は一段と高まった．これは，ガラス板にヨウ化カリウムを含むコロジオン溶液を塗布，硝酸銀溶液に浸してヨウ化銀感光膜をつくり，湿ったまま撮影，直ちに硝酸銀とピロガロールの液で現像する．焼付けには卵白を塗った紙を硝酸銀溶液に浸し乾燥させた鶏卵紙を用い，金補力で現像を行った．

コロジオンとは植物繊維（セルロース）をエーテルとアルコールに溶かしたもので，乾燥させると感光性を失い，したがって撮影現場への暗室の運搬や撮影作業も忙しいなど不便なものであった．ダゲレオタイプは大変高価であったが，湿板写真の登場により写真が庶民化したといわれる．わが国へもダゲレオタイプの渡来後まもなく導入され，幕末・明治期の写真撮影に活躍した．

3）ゼラチン乳剤の登場と発展

臭化銀・ゼラチン乳剤をガラス板に塗布したゼラチン乾板は，1871年 Maddox（英，マドックス）によって発明され，湿板写真の不便さを解消，感光板製造の工業化の途を開いて写真の普及に大きく貢献した．やがて分光増感技術の導入や今日の現像液組成の基本的枠組みもできてきた．わが国でも，これらの輸入販売や国産化が手がけられた．

1884年 米）E.K.（Eastman Kodak）社が紙ベースのロールフィルムを発売，ガラス板の取り扱いの不便さを解消したが，ネガは油によって半透明化するものであった．その後のフィルムベース化，塩臭化銀印画紙の登場，処理の進歩やカメラの進歩は今日の写真システムの原型を成すものである．

一方，カラー写真への試みも歴史は古く，1861年 Maxwell（英，マクスウェル）のカラー写真の可能性の示唆に始まり，今日の多層塗布の原型は1935年にE.K.社が映画用フィルムとして開発，その翌年には 独）Agfa 社により内式システムが実用化された．

4）X線写真の発達

X線と写真の関係は，1895年 W.C.Röntgen（独，レントゲン）によってX線が発見されると同時に始まっている．X線の存在を蛍光作用と写真作用によって立証したからであり，最初の人体撮影はゼラチン乾板による"夫人の手"であったといわれる．その後直ちに医学診断に利用された．

当初はX線装置も未熟であり，一般用の感光材料が用いられたため，手の撮影に30分以上を要したとされる．まもなく蛍光板や増感紙，X線用感光紙も開発され，1913年にはE.K.社による最初のX線フィルムが発表されて，撮影時間は大幅に短縮された．わが国では，1919年 六桜社（現コニカの前身）が国産初のX線ペーパーを発売，1933年にはこれをフィルム化した．富士フィルムは1934年に創立され，まもなくX線フィルムを発売する．さらに，結核の蔓延による集団検診が重要視され，間接用フィルムも実用化された．当時のフィルムベースは燃えやすいニトロセルロースであったが，戦後まもなく不燃性のTACベースがこれを駆逐した．

戦後はさらなる感度の向上や，自動現像機の開発とその進歩によって，X線写真の分野は著しい発展を遂げるに至った．一方，1970年代初頭の著しく高感度な希土類増感紙の出現は，感度競争の反省を促し画質の向上に対する認識も新たにさせた．

今日では，X線写真は増感紙・フィルムの総合的なシステムとして捉えられ，高感度で高画質なものが設計される一方，環境問題への配慮も含めて処理技術も一段と進歩し，被曝量の低減と診断能の一層の向上が図られている．さらに1972年のX線CTの登場以来，新しい画像診断装置が次々と登場，デジタル技術の普及と相まって医用画像はますます多様化・進化してきた．

2．写真の概念

放射線写真は光の代わりに放射線を用いる写真であるから，ここでは光による写真を普通写真あるいは一般写真と呼び区別することにする．放射線写真は普通写真の応用から出発したものであり，放射線写真学を学ぶためには普通写真の基本を理解しておく必要がある．

普通写真は通常ネガ・ポジ法によって完成される（図1-3）．

被写体からの反射光はカメラレンズにより光学像として結像され，この位

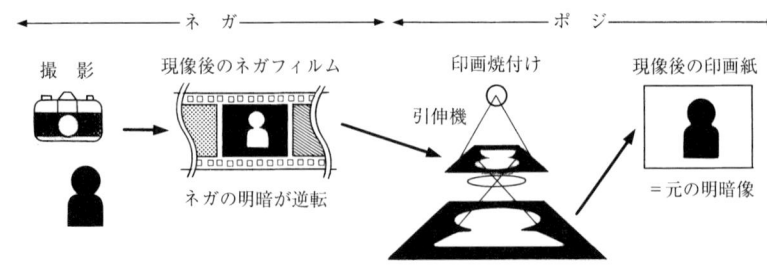

図1-3. ネガ・ポジ法の原理

置におかれた写真フィルムを感光して潜像をつくる．

　カメラの基本的な構造は，(1) 被写体の像をフィルム面に結像させるレンズ，(2) レンズが結ぶ光学像以外の光をフィルムに入れないための暗箱，(3) フィルムに到達する光量を調節するための「絞り」と「シャッター」から成る（図1-4）．

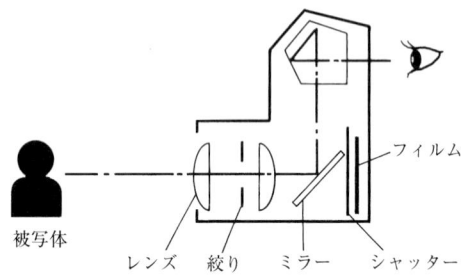

撮影時にミラーがはね上がり
光はフィルム側へ進む

図1-4. 一眼レフカメラの構造

　撮影の操作は，被写体の像を正確にフィルム面に結ばせるための焦点調節（ピント合わせ），フィルムに適当な露光量を与えるための絞り（Fナンバー）と露光時間の調節が基本である．運動する被写体の撮影は露光時間を短くして動きによるボケを少なくする．Fナンバーが大きいほど開口部は絞られて光量は減少し，露光量は $(1/F^2) \times$ 露光時間で計算される．

　撮影後のフィルムは，乳剤中にできている潜像を可視像とするための**現像**，未感光のハロゲン化銀を溶解するための**定着**，定着液や処理中にできた生成

物を乳剤から取り除くための**水洗**，ついで**乾燥**の処理が行われる．

相反則より，露光量の多い部分ほど現像でより黒化され，したがってこの段階では被写体の明暗とは逆の画像（ネガ画像）になっている．これを被写体と同じ明暗の陽画（ポジ画像）にするために印画紙に焼付けを行うが，これには陰画と同じ大きさに仕上げる密着焼付けと，陰画を拡大させる引伸し焼付けがある．このとき，ネガの黒い部分は焼付け光を透さないため，印画紙に到達する光量は少なく，ネガの黒化していない部分は焼付け光を透して，結局印画紙の現像後は，ネガの明暗とは逆になって元の明暗像に戻ることになる．

3．医用画像の各種システム

X線CTの出現以来 医用画像も極めて多様化し，今日ではX線や放射線だけでなく磁気や超音波など放射線によらない画像機器も日常的に取り扱われている．しかしX線写真以外のこれらの医用画像，すなわち診断目的のために画像化された生体の情報も，最終的にはほとんど写真の形で記録される．以下，医用画像の各種システムを概観する．

1）X線像の成立

X線管焦点から放射されたX線は，被写体を透過する間に被写体内部の臓器や組織の種類（原子番号・密度）と厚みに応じて種々の吸収を受け，透過後は吸収の度合いに対応した強度分布をもつ像を形成する（被写体コントラストとも呼ばれる）．原子番号が大きいほど，密度が高いほど，また厚さが厚いほどよく吸収され，例えば胸部の場合，含気に富む肺野の部分では吸収が少ないため透過後の線量は多く，逆に縦隔部では吸収が多く透過後の線量は少なくなる．

すなわち，普通写真が被写体からの反射光の分布をレンズを介して画像化するのに対して，X線写真は体内のX線による吸収分布像を画像化するものということができる（図1-5）．

2）X線直接撮影 と 間接撮影

次に図のような位置に感光材料を置くと，被写体透過後の線量分布像が現像後 線量の多い部分はより黒化して記録されることになる．このようにX線分布像の位置に直接 感光材料を置いて撮影する方法を**直接撮影法** direct radiography という．感光材料は吸収されたエネルギーによってのみその作

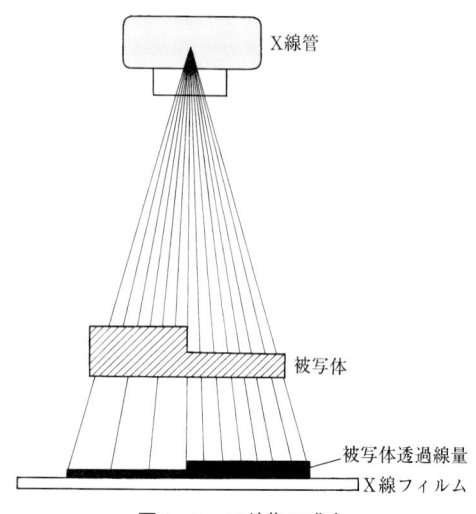

図1-5．X線像の成立

用を発揮するものであるが，X線は元来 極めて透過力が強くフィルムの感光膜に吸収される割合は非常に少ない（数%以下）．このため直接撮影においては，一般に増感紙を用いて線量強度はいったん光強度へ変換される．増感紙を用いるとX線の利用効率は格段に増し，したがって被曝線量も著しく減少する．

これに対して，X線分布像の位置に蛍光板や蛍光増倍管（イメージインテンシファイア，Image Intensifier，I.I.）をおき，X線像をいったん光学像に変換して，これを専用のカメラで撮影する方法もある．前者はミラーカメラ間接，後者はI.I.間接と略称されるが，これらの方法は間接的に撮影する

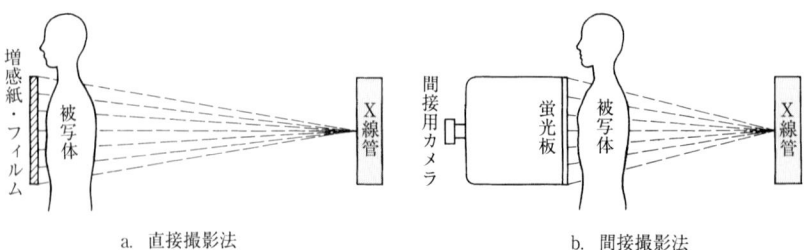

a. 直接撮影法　　　　　　　　b. 間接撮影法

図1-6．直接撮影法と間接撮影法

ことから**間接撮影法** fluorography と呼ばれる．直接撮影では被写体とほぼ同じかそれ以上のサイズで記録されるが，間接撮影では記録画像はかなり縮小され，操作性や経済性がよいことから主に集団検診に用いられる．直接撮影と間接撮影の模式図を図1-6に示す．

X線写真はX線に対する人体組織のわずかな吸収差を写真に表すものであるから，普通写真に比べ特殊な感光材料と処理が必要となる．

3）その他の主な医用画像

先に述べたX線直・間接撮影のほかは，大略(1) 1）で述べたX線分布像あるいは生体からの何らかの信号を検出器で検出し，(2) これをテレビモニタ（CRT, Cathode Ray Tube）で観察したり，光信号で写真記録するという過程を経る．現在ではレーザービームによる焼付りが主流になってきた．

X線を用いるものに**X線 CT**（computed tomography）やデジタルラジオグラフィがあり，X線を用いないものには，投与された放射性同位元素 radio isotopes（RI）の体内分布像を得るシンチグラフィや，核磁気共鳴による信号を検出して画像化する **MRI**（magnetic resonance imaging），臓器壁などから反射された超音波を輝度に変換して画像を得る**超音波検査法**などがある．

B．写真の感光と現像の機構

1．光化学反応

光化学反応とは「光によって生じたり，促進されたりする化学反応」のことであり，写真の感光はこの実用化にほかならない．

1）光化学第1法則（Grotthus-Draper の法則）

Grotthus（1820年）と Draper（1845年）によって定性的に唱えられたもので，光化学吸収の法則とも呼ばれる．物質に光があたるとその一部は表面で反射され，一部は吸収，残りは透過するが，このうち「物質に吸収された光のみが光化学反応を起こし得る」というものである．1904年 Vant Hoff は，これを定量的に補足して「その反応の量は吸収された光量に比例する」とした．これらの法則は光に限らず，X線や他の放射線についても成立する．

2）光化学第2法則（Einstein の光化学当量の法則）

Einstein は Planck の量子仮説に示唆されて，光電効果を説明するため光

の粒子性（光量子（光子））を唱えた．このとき，光の強度は光子数の多少で表されることになる．

個々の光子（電磁波）のもつエネルギーは波長の短いものほど高く，次式で表される．

$$E(J) = h\nu = h \cdot c / \lambda$$

h：プランク定数，6.63×10^{-34} J・s　　ν：振動数　　c：光速度，3×10^8 m/s
λ：光の波長 m

1912年には光化学当量の法則を発表，これは「物質による光の吸収または放出は常に光子を単位として行われ，1個の原子・分子やイオンが，一時にただ1個の光子を吸収または放出する形で起こる」というものである．しかし，エネルギー放出の過程はさまざまであり，吸収光子数と反応分子数は必ずしも等しくはならず，現在ではこの法則はそのままの形では受け入れられてはいない．光化学反応において，1光子当たりに化学変化を起こした分子数を量子収量 quantum efficiency または量子収率というが，多くの場合1とはならない．

2．ハロゲン化銀結晶の物性

1）ハロゲン化銀結晶の構造

写真感光乳剤は，感光主体であるハロゲン化銀結晶（粒子）silver halide がゼラチン中に多数分散して構成されている．

ハロゲン化銀のうち，フッ化銀 AgF は水に易溶性であり，実際に用いられるのは難溶性の塩化銀 AgCl（白色），臭化銀 AgBr（淡黄色），ヨウ化銀 AgI（黄色）の3種である．大きさは〜数 μm のものが用いられ，X線フィルムなど高感度な乳剤ほど大きい．

結晶の形は，実際の乳剤製造過程では複雑な多面体構造をしたものが多くみられ，複数の単結晶が結合した双晶 twin も現れる．しかし，基本的には銀イオン（Ag$^+$）とハロゲンイオン（X$^-$）が規則正しく交互に並んだもので，塩化銀と臭化銀はいわゆる食塩型立方格子（面心立方格子）の構造をもつ．ヨウ化銀は普通の乳剤製造条件では六方晶系のウルチット型の β-AgI，または閃亜鉛鉱型の γ-AgI の構造になる（図1-7）．

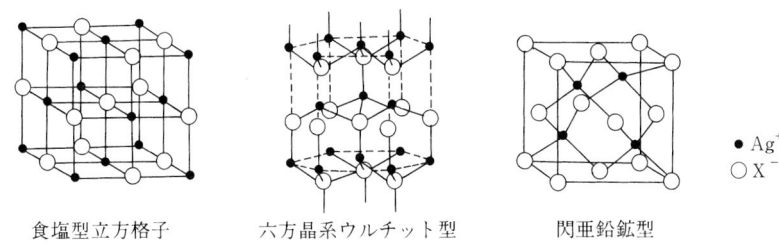

図1-7. ハロゲン化銀の結晶構造

2）格子欠陥

格子構造の歪みは，感光過程で重要な格子間銀イオンの供給源となったり，光化学反応で生じる電子・正孔の捕獲（トラップ，trap）に関与すると考えられている．

臭化銀では格子間隔は 2.88×10^{-8} cm であるが，これにヨウ化銀を加えると格子間隔が広くなり，塩化銀を加えると逆に狭くなる（表1-1）．したがって，実際にハロゲン化銀を任意の割合で混合してつくる混晶では，格子間隔に歪みを生じることになる．

このほかにも次のような種々の格子欠陥の存在が考えられている．

(1) Ag^+ あるいは X^- が正規の格子点から外れたものがあり，これには格子間に移動した Frenkel 欠陥と，結晶表面に移動した Schottky 欠陥があるが，前者の方がはるかに多い（図1-8）．格子間に存在するこのような銀イオンは結晶中を自由に動くことができ，**格子間銀イオン**と呼ばれ潜像形成に寄与して重要である．

(2) 不純物の混入により格子点の Ag^+ や X^- が異種のイオンで置換された形になるものがあるが，これらも格子に歪みを生じ，イオン価の違いから電気的平衡が破れて不安定な箇所を作る．

表1-1. ハロゲン化銀の組成と格子間隔

AgBr（モル％）	60	80	100	90	80	70
AgI （モル％）			0	10	20	30
AgCl （モル％）	40	20	0			
格子間隔（Å）	2.840	2.862	2.884	2.903	2.921	2.939

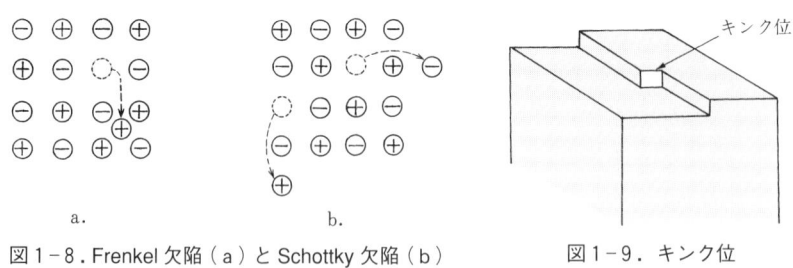

図1-8. Frenkel 欠陥（a）と Schottky 欠陥（b） 　　図1-9. キンク位

(3) 結晶表面の不完全箇所の重要なものにキンク（ねじれ）位 kink site などがある（図1-9）．

(4) 格子点が線状に連続してずれる**刃状転位** edge dislocation やらせん状転位 screw dislocation などが生じる場合がある（図1-10）．

(5) 双晶の結晶境界面も構造が不完全となる．

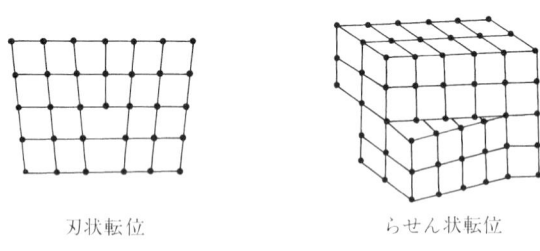

図1-10. 転位

3）エネルギー準位

感光機構を理解するためには結晶内における電子のとり得るエネルギー準位を考える必要がある．結晶内ではイオンは極めて接近しており，1つの電子は隣接する多数の原子からの相互作用を受け，とり得るエネルギー準位もある幅（エネルギー帯，energy band）すなわち結晶全体に広がった結晶軌道を持つようになる．

臭化銀では，Br^- の外殻電子配置は $(4s^24p^6)$ で，同じく Ag^+ は $(4s^24p^64d^{10})$ である．Br^- の 4p と Ag^+ の 4d 軌道の重なりでできる**価電子帯**（または充満帯）には電子が満たされているが，Ag^+ の最外殻の 5s 軌道の重なりでできる**伝導帯**は空帯とも呼ばれ，通常は電子が存在しない．両者の間は**禁制帯**（または禁止帯）と呼ばれるエネルギー準位の存在しない帯域がある．

C. R. Berry らは，臭素の価電子帯の最高準位は室温で -5.9 eV，伝導帯の最低準位は -3.3 eV とした．

このとき禁制帯の幅は 2.6 eV となるが，このエネルギーに相当する光の波長は 475 nm であり，これ以下の短波長光の吸収が起こると，価電子帯にある電子が光子によって励起され，伝導帯へ遷移して自由電子（光電子）となり，価電子帯には正孔が残る（図1-11）．この現象はハロゲン化物など多くの物質でみられるもので，電気伝導率が増し電圧を加えると光電流が流れることから光伝導 photoconduction（または内部光電効果）と呼ばれる．

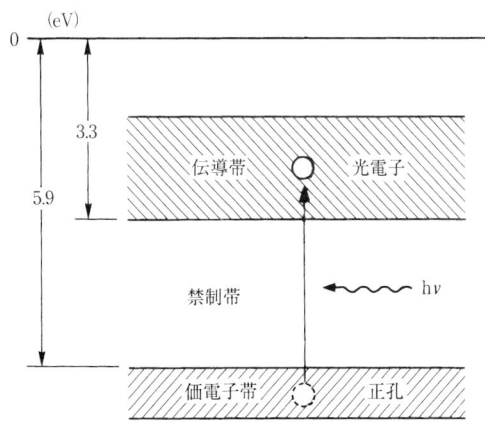

図1-11. 結晶軌道と光電子の生成

3．感光の機構

感光した感光材料は，そのまま肉眼で見ても感光部分と未感光部分とは何ら区別することができない．しかし現像によって感光部分だけに黒化銀が集積されて画像を作るということは，露光によって乳剤中に何らかの変化が生じていたことになる．このように露光により潜在的に作られた不可視像を潜像 latent image という．

写真感光理論と呼ばれる写真乳剤中で起こる微小で複雑な変化については，写真法が始まって以来多くの研究がなされているが，現在もなお完全な説明はされていない．

潜像が形成されるためには，光電子を捕獲する中心となる箇所すなわち感

光核 sensitivity speck（または感光中心）と，易動性の格子間銀イオンの存在が必要である．感光核は化学増感によって付与される硫化銀核や硫化金核，還元銀核などからなるもので，増感中心とも呼ばれる．一方，結晶中の格子間銀イオンの数は，1 μm サイズのもので数千個といわれる．

1925年 Sheppard は，現像によって画像ができるのは潜像が形成されているためであり，潜像は，乳剤製造の過程で結晶上にできる硫化銀の微粒が感光核となって，光照射によってできた銀原子がここに集まって形成されるとした．

1938年 銀原子が感光核に集まる機構について Gurney & Mott は，次に述べる Gurney-Mott 説を提唱して写真感光理論の基礎を築いた．

(1) 光の吸収により伝導帯には光電子，荷電子帯には正孔を生じるが，光電子は結晶内を自由に動き回るうちに，ややエネルギー準位の低い硫化銀核などの感光核にトラップされ，これを負に帯電させる．……電子過程

(2) 負帯電した感光核は，陽電荷をもつ格子間銀イオンを引き寄せて結合し銀原子となる．……イオン過程

(2)は新たに自由電子を引きつけてこれらの過程を繰り返し，数個の銀原子の集合体（クラスター）すなわち**潜像核**が形成されるが，潜像核を1個以上もつ結晶は現像によって黒化させることができるとした（図1-12）．

Gurney-Mott 説は説明が不十分ながらも，大筋では現在でも広く認められている．その後，この Gurney-Mott 説で，感光核とはどのようなところか，正孔の挙動や銀原子となる格子間銀イオンの供給などについての議論が生じ，これに対して1953年より **Mitchell** が新しい感光理論を発表した．

Mitchell は，結晶表面のキンク位や転位の端に現れるジョグ（ぎざぎざ）位 jog site にあるイオンは他の格子点のものよりも緩やかに結合しており，感光核となる硫化銀などもこの付近にできると考えた．

(1) 正孔は周囲の臭素イオンと電子を授受しながら移動し，速やかにキンク位やジョグ位の臭素イオンあるいは硫化銀に捕獲される．この箇所は相対的に正電荷を帯びるが，このままだと伝導帯電子と再結合してしまうため，捕獲と同時に隣の銀イオンを格子間に追い出して格子間銀イオンを生成する．

(2) この格子間銀イオンがキンク位やジョグ位の銀イオンに接近すると，銀イオンの電場が強められ電子を容易に捕獲，格子間銀イオンは銀原子と

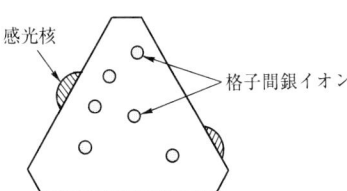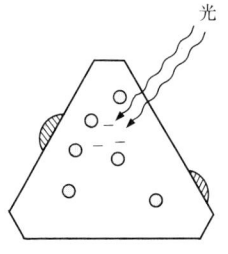
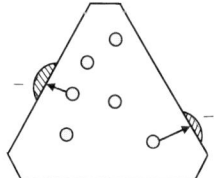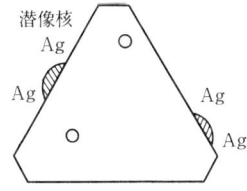

1. ハロゲン化銀結晶中には，硫化銀などからなる感光核と易動性の格子間銀イオンがある．

2. 光の吸収により伝導帯電子（光電子）が生成される．

3. 光電子が感光核にトラップされて(−)に帯電し，(+)電荷をもつ格子間銀イオンを引きつける．

4. 引き寄せられた銀イオンは電子と中和して銀原子となる．以上の過程が繰り返され，銀クラスターからなる潜像核が形成される．

図1-12．Gurney-Mott 説による感光機構

なってこの部分に吸着した状態になる．

(3) このようにして形成される最初の銀原子1個の状態を前潜像核と呼ぶがこれは不安定であり，銀原子2個で亜潜像核，3個で非電荷潜像核となり，これが銀イオンと結合して正に荷電した銀原子4個の安定な潜像核が完成する．

4．放射線による感光

放射線による感光作用は，放射線が物質中（ハロゲン化銀結晶中）を通過する際，物質との相互作用により生じる自由電子が，先に述べた光の吸収により生じる伝導帯電子と同じ働きをするもので，本質的には光による感光と変わりはない．

しかし，放射線により発生する電子は光の場合よりはるかに多く，かえって潜像形成の効率を悪くする．これについては極めて短い時間に電子が発生するために，格子間銀イオンの供給が間に合わず，中和過程前に正孔と再結合してしまうと考えられている．また，潜像は結晶内部にも多数形成され（**内部潜像** internal latent image），これらは現像液と直接に接触しないため現像効率が悪い．これに対し通常の光により生成する潜像は**表面潜像**と呼ばれ，現像液をよく吸着する．

1) X線・γ線による感光

X線（またはγ線，以下同じ）は物質中を通過するとき，主に次の3つの過程でそのエネルギーを失う．

① 光電効果 photoelectric effect　　比較的低エネルギーのX線が物質に入射したとき，その全エネルギーを軌道電子に与えてこれを原子外に飛び出させるもので，放出された電子を光電子という．光電効果には，このように光による原・分子のイオン化や，光電管などのように固体表面から電子を放出する外部光電効果があり，先に述べた物質外への電子放出を伴わない内部光電効果と区別される．

② コンプトン効果 compton effect　　X線が自由電子または結合エネルギーの小さい軌道電子に運動エネルギーを与えて反跳電子とし，入射X線自身はエネルギーを一部失って散乱される（コンプトン散乱線）現象をいう．散乱線はさらに①，②の過程を繰り返しながらエネルギーを失っていく．

③ 電子対生成 pair creation　　1.02 MeV以上のX線では，原子核近傍でクーロン場の作用を受けて消滅し，陰・陽の電子対を生成することがある．

以上の過程で発生した二次電子は高いエネルギーを持っており，乳剤を通過する間に電離作用を及ぼしながら，さらに多数の電子を発生させる．

以上はX線による感光の原理であり，増感紙を用いた場合は大部分が光による感光となる．

2) 荷電粒子線による感光

荷電粒子線による感光はオートラジオグラフィで重要である．荷電粒子は，物質通過中に軌道電子とのクーロン力相互作用によって原子を電離・励起しながら進み，自らはエネルギーを失って止まるが，それまでに進んだ距離を

飛程という．100 keV の電子の飛程はゼラチン中でほぼ 100 μm，臭化銀結晶では数 10 μm と考えられる．

一方，エネルギー損失量は荷電粒子のエネルギーが低いほど，物質の原子番号や密度が高いほど大きい．臭化銀結晶に対するエネルギー損失は 1 μm あたり〜数 keV とされるが，この間に多数の自由電子を発生させる．

5．現像の機構

現像は露光により生成された不可視の潜像が目にみえる黒化像に変換される過程であり，感光した（＝潜像核をもった）ハロゲン化銀粒子は，これをもたない粒子よりも速やかに金属銀に還元される．したがって，未感光の粒子まで還元してしまえば画像の形成は成立し得ない．

現像は化学的には，現像液から供給された電子による $Ag^+ \rightarrow$ 銀原子の還元反応である．したがって，写真の黒い部分は化学的には金属銀あるいは還元銀からなるものであり，あるいは画像を形成する部分であるから**画像銀**，**黒化銀**とも呼ばれる．

さてここで問題となるのは，潜像核の有無でなぜ現像速度に差を生じるかということであるが，この取り扱いについては諸説あり現在でも明確な結論は得られていない．

現像には Ag^+ をハロゲン化銀粒子の外すなわち現像液より供給する**物理現像** physical development と，ハロゲン化銀粒子を直接 Ag^+ の供給源とする**化学現像** chemical development があるが，通常は後者をさす．

1）物理現像

物理現像は，現像液中の銀イオンが現像核上に徐々に還元・蓄積されるもので，あらかじめ現像液に硝酸銀などが添加されており，基本的には現像時に潜像核さえあればよくハロゲン化銀はなくてもよい．したがって物理現像には，乳剤中にハロゲン化銀を残したまま現像を行う定着前物理現像と，先に定着をして潜像のみを残し次いで現像を行う定着後物理現像がある．

物理現像では塊状の銀を生成して画質はよいが感度が遅く，感光理論の研究などに利用されるほか実用にはほとんど用いられていない．

2）化学現像

化学現像ではハロゲン化銀を直接に還元するため，直接現像とも呼ばれる．

したがって，化学現像では定着でハロゲン化銀を溶解除去した後では現像することができない．

化学現像ではこのほか，現像液に加えられた亜硫酸塩などのハロゲン化銀溶解剤によってハロゲン化銀の一部が溶解，液中に拡散し，これが再び銀イオンの供給源となって物理現像が並行して行われる**溶解物理現像**もある．現像液には通常 亜硫酸塩が含まれるため，溶解物理現像もある程度は並行していることになり，亜硫酸塩を多く含む微粒子現像液ではこの効果も大きい．ハロゲン化銀溶解剤を含む現像液は，現像効率の悪い内部潜像を表面に露呈させて現像効果を上げるため，内部現像液とも呼ばれる．これに対し主に表面潜像に効果が高いものを表面現像液という．

1 μm 程度のハロゲン化銀結晶中には，10^{10} 個程度の銀イオンが存在するとされる．露光で生じた銀クラスターの数はこれに比べると微々たるものであり，これらの銀イオンが現像によりすべて銀原子に変換されるとすると，その増幅効果には計り知れないものがある．銀塩写真がその高い感度を基に今日まで存在意義を保っている理由の一つもここにある．

化学現像における潜像核の関わりについて，一般に次の過程が考えられている．

(1) 現像液はゼラチン膜内を拡散し，ハロゲン化銀結晶表面に吸着される．

(2) 結晶表面にある潜像核の結晶側は，格子間銀イオンを吸着して正に帯電しており，反対側は負帯電の現像主薬と接している．このとき潜像核の銀クラスターが両極を結ぶ導線の役目をして現像主薬からの電子を銀イオンに渡す．結晶内の銀イオンはこの部を起点として次々と銀原子に変えられ，これが粒子全体に及ぶまでに至る．これは，潜像核を電極として取り扱うことから**電極説**と呼ばれる．

潜像核はこのようにして現像の開始点（このとき**現像核**という）となることができるが，生成された潜像核がすべて現像核となるわけではなく，内部潜像核は表面潜像核よりも現像作用を受けにくい．また目的の露光以外で生じたカブリ核も現像核として働くことがある．

化学現像では，以上の反応は銀原子の繊維状（フィラメント状）の成長として観察されるが，強力な現像の場合にはこれが結晶サイズを超えて成長するため，ときに粒状を悪化させる．一方，残されたハロゲンイオンはゼラチ

ン膜，さらに現像液中に遊離される．

C．写真特性の基礎

　光や放射線によって照射された感光材料は，現像処理によって照射光や放射線の量（露光量）に応じて黒化されるが，露光量と写真濃度（単に濃度，または黒化度）との関係は，感光材料および現像処理の特性によって変化する．露光量の変化に対する濃度の表れ方を図示したものを**特性曲線**といい，感度やコントラストなどの特性値は特性曲線から求められる．また写真の特性曲線を求めて感光材料や現像処理の諸特性を評価することを，**センシトメトリー** sensitometry という．

　一方，画像の質 image quality に関わるものを画質特性といい，これには調子再現，鮮鋭度，粒状性，カラー画像における色再現があるが，中でも鮮鋭度と粒状性が重要で，この 2 つはまとめて像構造とも呼ばれる．画質を考えるときには，その撮影系のあらゆる要素について検討する必要がある．例えば X 線写真の鮮鋭度については，X 線管焦点の大きさや散乱線の影響，被写体の動きなども関係するため，感光材料のみ鮮鋭度を良くしてもあまり意味がない．

　以上の特性曲線や鮮鋭度・粒状性の測定法などについては第 4 章で述べることにし，ここでは次章以降の理解を容易にするために，写真特性の基礎的項目についての記述を行う．

1．特性曲線

　特性曲線 characteristic curve は，横軸に露光量 exposure の対数（$\log H$ または慣用的に $\log E$），縦軸に濃度計を用いて測定された写真濃度 photographic density D をとり，縦軸と横軸の目盛りを同一にしたものである（図 1-13）．通常 右上がりの S 字状を呈し，中央部の直線的な変化を示す部分を**直線部**という．直線部は写真表現における最も重要な部分であり，一般に感度やコントラストもこの部をもとにして求められる．直線部の傾きをガンマ γ といい，γ が大きいほどコントラストは高くなる．また直線部の横軸への正射影の長さを**寛容度**（ラチチュード，latitude）といい，写真表現のおよ

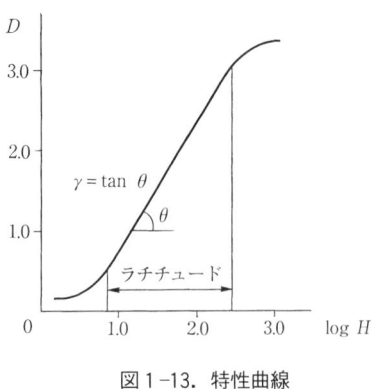

図1-13. 特性曲線

その露光幅を表す．一般にγが小さいほどラチチュードは広くなる．

2．感度とコントラスト

写真感度 sensitivity, speed は，ある一定の黒化に必要な露光量の逆数で表される．感度が高ければ必要な露光量はより少なくてすむ．一般用ネガフィルムについては ISO（International Organization for Standardization）規格による絶対感度で感度が規定されるが，X線写真では絶対感度を求めるのは困難であり，任意の増感紙・フィルムを基準とした比感度（相対感度）で表される．

コントラスト contrast は黒白の濃淡差の程度を表し，写真の仕上がりを特徴付ける重要な特性で，コントラストが高いほど黒白の差はより明瞭に表現される．γはコントラストを定性的に表すものであるが，定量的には特性曲線上に規定された2点をとり，これを結ぶ直線の傾きで表す平均階調度 average gradient, $\overline{G}$ が用いられる．

段階的な濃度変化の知覚的評価を階調 gradation といい，コントラストが高い状態を硬調，低い状態を軟調と表現することがある．

3．カブリ

一般に目的の露光以外で生じる黒化を総称してカブリ fog というが，カブリは種々の要因で発生する．乳剤製造中に生じる不可避的なものや，現像処理によって生じるもの，人為的なものやその他の原因によるものがある．

写真乳剤製造の過程で生じるカブリは非常に少なく，使用に支障のない程度に抑えられているが，一般に高感度乳剤ほどこの値は大きい．

現像処理時のカブリは，現像時間，現像温度の増加とともに増大する．また現像中に感光材料をたびたび空気中にとり出すと，現像主薬の酸化による空気カブリ aerial fog を生じる．

その他の原因として，熱，光，ガスなどの影響がある．感光材料のカブリは保存中徐々に増加するが，保存場所が高温，高湿であったり，有害ガスの発生する場所では特にカブリの増大をまねく．このほか暗室の漏光，安全灯の不適，放射線の誤照射など取り扱いの不注意によってもカブリを生じる．したがって感光材料は保管条件に十分注意する必要があり，これについては第2章で述べる．

4．感色性

感光材料のもつ入射光の色に対する感じ方を感色性 color sensitivity といい，感光する波長域によって以下に示すものに分類される．また各単一波長光に対する感度を分光感度 spectral sensitivity というが，感色性はこれらを大まかに分類したものである（図1-14）．感色性は色の分解能に関わるため，特にカラー感光材料において重要である．

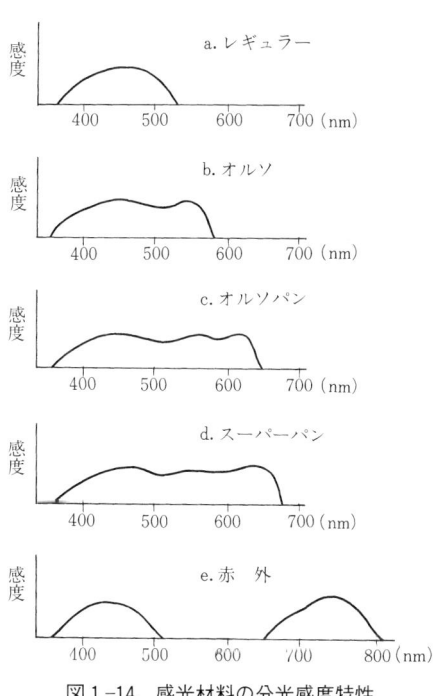

図1-14．感光材料の分光感度特性

元来 ハロゲン化銀乳剤固有の感色性は，大約300～500 nmの波長域に存在するのみで，その長波長端は，AgCl，AgBr，AgIの順に長い．しかし，これは乳剤製造時に分光増感処理（第2章）を施すことによって，さらに長波長側の色光にまでのばすことができる．

1）レギュラー regular

非整色性，青感性ともいわれ，乳剤製造時に分光増感が施されておらず，ハロゲン化銀乳剤固有の感色性を示すもので，480～500 nmあたりから急に感度が落ちる．このため，色彩のあるものを撮影しても視覚と異なる写真ができるが，暗室では比較的明るい安全光下で取り扱うことができる．

したがって，一般撮影用途には向かないが，黒白印画紙や印刷用感光材料，青色発光増感紙と組み合わせて使用する直接撮影用X線フィルムなどに用いられる．

2）オルソ orthochromatic

整色性，緑感性とも呼ばれ，530～580 nmに感光極大をもつように分光増感が施されており，青～緑・黄までの感色域をもつ．赤色光には感じないので濃赤色安全灯が使用できる．

医療用では，緑色発光増感紙と組み合わせて使用する直接撮影用X線フィルムや間接撮影用X線フィルム，X線シネフィルムなどがこの型に属する．

3）パンクロ panchromatic

全整色性ともいわれ，可視光全域にわたり感光する．この型に属するものに，橙赤色に対して特に感度の高いスーパーパンクロ型と，黄緑色に対して感度が高く，肉眼の比視感度に似た感色性をもつオルソパンクロ型がある．前者は電灯光撮影の場合に有利であるが，一般撮影に使用されるものには後者が多い．

パンクロ型感光材料は，原則として全暗黒で取り扱われる．

4）赤　外 infrared sensitive

赤外線撮影用に700 nm以上に感光極大をもつように分光増感されたもので，遠景が明瞭に描出できるため航空写真などに利用される．赤外はハロゲン化銀乳剤固有の分光感度も併せもつので，撮影時には濃赤色の赤外フィルターを用いて短波長光を除去する必要がある．

近年，医用にも多用されてきたレーザーイメージャには，パンクロや赤外

タイプのものが用いられる．

5）紫　外 ultraviolet sensitive

ハロゲン化銀は 400 nm 以下の紫外線にも感光するが，ゼラチンが 280 nm 以下の波長の紫外線を強く吸収するので，200 nm 以下の波長の紫外線には感光し難い．したがって紫外線撮影にはゼラチンを極度に少なくしたシューマン Schumann 乳剤が用いられる．撮影には紫外線の透過性がよい専用のレンズやフィルターが用いられ，顕微鏡写真や科学鑑定などに利用される．

5．鮮鋭度と粒状性

1）鮮鋭度

鮮鋭度 sharpness とは，写真画像がぼけないでいかに明瞭に表現されているかを表すものであり，感光材料におけるボケの発生要因の重要なものにハレーション halation とイラジエーション irradiation がある（図 1-15）．

ハレーションは，乳剤を透過した光がフィルムベースで反射され，周囲のハロゲン化銀粒子を感光させる現象である．この防止法として，性質の異なる乳剤を二重に塗布したり，ベースの着色やハレーション防止層を設けたりすることなどが行われる．

イラジエーションは，光が結晶粒子で反射され周囲の粒子に拡散してこれらを感光させる現象で，特に鮮鋭度が要求されるものではイラジエーション防止色素が添加されたりする．

増感紙の発光過程においても同様の現象が起こるが，蛍光体粒子はハロゲン化銀粒子よりも数倍大きく，蛍光体層もフィルム乳剤層より格段に厚いた

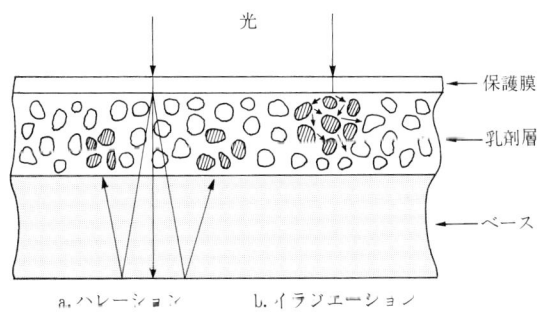

図 1-15．ハレーションとイラジエーションによる感光

め,X線写真の鮮鋭度を低下させる大きな要因となる.これについては増感紙の項で述べる.

鮮鋭度の評価法には,近接した細線をどの程度近づけたものまで分離して再現できるかの限界を視覚判定する解像力法や,近接細線のコントラストの低下率を求めるMTF (Modulation Transfer Function) 測定法が用いられる.

2) 粒状性

粒状性graininessとは,高倍率に引き伸した写真などによくみられる画像のざらつき感をいう.感光材料における粒状性は現像銀粒子の分布に基づくものであり,一般に高感度のものほどハロゲン化銀粒子が大きく粒状も目立ってくる.したがって,緻密な画質が要求されるマイクロ写真や原子核写真,製版用写真などには極微粒子のものが用いられる.小型カメラを使用する一般写真でも,引伸し倍率が大きい場合には感度を犠牲にした微粒子フィルムを用いた方がよい.粒状性は現像処理条件によっても左右され,強力な現像を行うと銀フィラメントの成長が過多となって粒状性を悪化させる.

増感紙を用いたX線撮影では,これに増感紙に基づく粒状形成が加わりさらに複雑になる(第2章).

感度や鮮鋭度ならびに粒状性は一般に互いに相反する関係にあり,すべての特性を一様に高めるのは困難である.すなわち,いずれかの特性を高めようとすれば他はある程度犠牲にしなければならないことが多い.

D. 写真における諸現象

露光方法を変化させると,潜像形成過程に影響を及ぼして特殊な結果をもたらすことがあり,これを露光効果 exposure effect という.また,感光材料は光以外に対しても反応することがある.

1. 潜像退行

感光材料を露光後長時間放置しておくと,潜像が徐々に減少し現像後の画像濃度は露光直後に現像したものよりも低下するのが普通であり,この現象を潜像退行(フェーディング,fading)という.

潜像退行は，いったん形成された潜像の銀原子が，熱解離や酸素・水分によって再び銀イオン化して崩壊することに起因し，感光材料の種類や露光後の保存条件（温度，湿度，放置時間）などの影響を受けるが，特に微粒子乳剤や高温・高湿下で目立ってくる．通常の使用状態で問題となることは少ないが，フィルムバッジなど写真黒化度を利用した線量測定などでは注意しなければならない．

2．露光効果

1）相反則不軌

Bunsen-Roscoe（ブンゼン-ロスコー）の相反則 reciprocity law によれば，同一波長光での露光の場合，照度 I と露光時間 t がそれぞれ変化しても，その相乗積である露光量 $E = I \times t$ が一定であれば，光化学反応の結果として生じる生成物の量は一定となる．すなわち，一定の現像条件のもとでは同一濃度が得られることになり，得られる濃度 D は次式で表される．

$$D = f(I \times t) \qquad f：定数$$

放射線による写真作用は大体この法則に従うが，光による露光の場合は $I \times t$ の積が同じでも低照度で露光時間が相当長い場合（低照度不軌）や，高照度で露光時間が極端に短い場合（高照度不軌）には写真効果が悪くなり，露光量 E を増さねば同一濃度が得られなくなる．この現象を相反則不軌 reciprocity law failure といい，前者では不安定な状態の前潜像核が後続の銀の補給がくる前に熱的に崩壊してしまうことに，後者ではトラップ電子が格子間銀イオンと中和反応を起こす前に別のトラップに捕獲されてしまうことに起因すると考えられている．

相反則不軌曲線の模式図を図1-16に示す．一定濃度を得るための照度に対する露光量の関係を示したもので，両軸は対数である．横軸に平行な部分は相反則が成立している部分である．相反則不軌特性は，乳剤の種類，露光光の波長，露光時の温度などによって左右される．

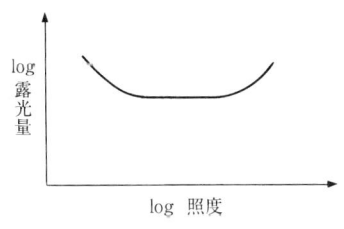

図1-16．相反則不軌曲線

増感紙を使用したX線直接撮影や間接撮影では，フィルムに作用するのは可視光線が大部分であり，光と同じような効果となる．

　2）間欠露光効果

　1回で露光する場合と，これと同じ露光量を数回に分けて露光する場合とでは，写真効果は同一にならないことが多い．これを間欠露光効果 intermittency effect という．一般に低照度光では連続露光の方が，高照度光では間欠露光の方が濃度が高くなる．前述の相反則不軌に基づくものと考えられており，このほか間欠の周期，乳剤の種類などによっても影響される．

　3）ソラリゼーション

　通常 感光材料は露光量が多いほど画像濃度は大となるが，露光量のある値で濃度は最大となり，これ以上の過度な露光では露光量を増加すると逆に濃度は低下してくる（第4章）．この現象をソラリゼーション solarization という．これは露光によってゼラチン中に遊離されるハロゲンが露光量とともに増加し，結晶表面の潜像の銀原子と再結合するためと考えられている．

　ソラリゼーションは現像条件や露光時の温度によっても影響を受け，亜硫酸塩などのハロゲン化銀溶解剤を含まない現像液ではこの影響が強い．また乳剤種によっても影響は異なり，この現象を応用した反転フィルムやX線写真複製用デュープフィルム（第5章）には，特殊な反転用乳剤が用いられる．

　4）その他の反転現象

　ソラリゼーション以外にも反転反応を示す現象は数多く知られている．これらは2回の露光による潜像の変化に基づくものであり，直接にポジ像が得られることからポジ乳剤の製造や特殊な写真効果を得るために利用される．

　　① ハーシェル効果

　ハーシェル効果 Herschel effect は，赤色に感光しない感光材料に第1露光を与え，これより大量の赤色光や赤外線をあててのち現像すると，第2露光部の濃度が低下する現象である．これは第2露光によって潜像の一部が破壊されるためと考えられている．ハーシェル効果は潜像のエネルギーレベルの研究などにも利用される．

　1840年 Herschel が最初に発見したのは，露光により塩化銀印画紙に作られた焼出し銀像が赤色光により消失する現象で，これは焼出し像ハーシェル効果と呼び，先に述べた潜像ハーシェル効果とは区別される．

② サバチエ効果

1860年 Sabattier により発見されたもので，露光（光またはX線）済み感光材料の現像中に均一な拡散光露光を行うと，画像の一部が反転する現象である（図1-17）．反転は第2露光の量とともに低露光部から中部へと移り，中間部に最低濃度（白い縁取り）を生じて，絵画のデッサンのような特殊な効果が得られる．

サバチエ効果は，第1露光による画像が第2露光で残りの乳剤に焼付けられること，現像によって生じたハロゲンイオンや現像銀が減感作用を及ぼすことによると説明されている．

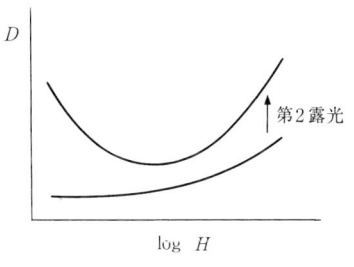

図1-17．サバチエ効果の模式図

③ クライデン効果とビラール効果

第1露光を強い光や低温下で露光，あるいはX線による露光を行い，次いで中庸度の第2露光を行うと，露光和から期待される濃度を下回り画像はポジ化する．いずれも1899年に発表されたもので，第1露光が強い光や低温下での場合をクライデン Clayden 効果，同様にX線の場合をビラール Villard 効果と区別されるが，混同される場合も多い．

第1露光の強光で生じた内部潜像が第2露光で生成した光電子をもトラップし，表面潜像の形成を妨げることによると考えられている．また，低温下での露光では格子間銀イオンの動きもにぶくなり潜像形成効率が悪くなる．ソラリゼーションが起こりやすい乳剤では，以上の現象が一層よく現れる．

このほかの反転現象として，第1露光後の潜像を酸化剤で処理したのち，第2露光を行うと反転画像が得られるアルバート Albert 効果や，低照度減感効果 low-intensity desensitization（LID）effect がある．後者は内部潜像を生じやすい乳剤に対して，低照度の第1露光と高照度の第2露光を行うと表面潜像の生成が妨げられ，続く表面現像により減感が現れるというものである．この変法として，内部潜像型乳剤をカブリ剤として添加されたヒドラジン（N_2H_4）類などの強還元剤を含む現像液で処理すると，直接にポジ画像が得られ，これはカラーインスタント写真に利用されている．

5）焼出し効果

感光材料を長時間日光や明室にさらすと，ハロゲン化銀が直接に光分解されて銀原子（焼出し銀）を生じ，現像処理をしなくても黒化像が得られる．この現象を焼出し print out というが，歴史的にはこのための専用の印画紙が用いられたこともあった．

3．感光によらない写真効果

感光材料は光や放射線のほか，機械的圧力や化学薬品などからも種々の影響を受けることがあり，これらを広義に偽写真効果 pseudo photographic effect と呼ぶ．これらは，その後の露光に対して減感作用を示すことが多い．

1）圧力効果 pressure effect

感光材料の乳剤膜に圧力を加えたりこすったりして現像すると，その部分が黒化あるいは減感される．一般に，露光前の圧力に対してはその部分は他の部分より濃度が減じ，露光後に圧力を加えた場合には濃度が増す．フィルムを局部的に強く曲げたり折り目をつけたりしても，爪あと状の同様な結果が現れることがあり，これをクニックマーク knick mark という．

2）静電気の影響

フィルムは電気伝導性が低いため摩擦などにより静電気を生じて放電し，放電部分の感光によって現像後に斑点や樹枝状の黒化像が現れることがある．生じた黒化像をスタチックマーク static mark といい，スタチックの発生は室内の乾燥状態，支持体や乳剤の種類などに関係する．

3）薬品などによる影響

感光材料はある種の薬品や物質によっても，現像可能な潜像ができてカブリを生じたり減感することがあり，次のようなものがある．

・ガス状のもの：硫化水素や亜硫酸ガスなどのイオウを含むガス，アンモニア，石炭ガス，アセチレン，シンナーやホルマリン蒸気
・過酸化水素などの過酸化物，強還元剤，強酸化剤との接触
・その他シリコーン油，水銀化合物などとの接触

このほか，新しく研磨された金属や木材面などに感光膜を接触させるとカブリを生じることがあり，この現象をラッセル効果 Russell effect という．過酸化水素により潜像が生成されると考えられている．

感光材料 ２

　写真感光材料 photosensitive material（以下，感材と略す）には広義には非銀塩写真も含まれるが，通常は銀塩感材をさすことが多い．これはハロゲン化銀粒子を含むゼラチン膜（写真乳剤）がフィルムベースなどの支持体上に薄く塗布されたものである．

　感材の製造は精密化学工業に属し，使用される材料や工程が微妙に製品に影響するため，均一な製品を製造するために多くの努力が払われる．また，感材は製造から撮影・保管まで写真プロセスのすべてに関わるものであり，物理的強度や光学的・化学的性質その他経済性などにも十分に対応できるものでなければならない．

　ここでは，感材の製造，各種感材の用途と特性，最後にＸ線フィルムならびに増感紙・蛍光板や関連用具について述べる．

A．感光材料の製造

1．支持体

　乳剤が塗布される支持体 base には，フィルム，ガラスのような透過型のものと紙のような反射型がある．

　1）フィルムベース

　フィルムベース film base は，透明・平滑で物理的強度が高く，乳剤や処理液に不活性である必要がある．開発当初はセルロースの硝酸エステルである硝酸セルロース cellulose nitrate（NC）が使用されていたが，引火しやす

く自然発火の恐れもあり，映画館における火災発生の原因ともなった．やがて難燃性の三酢酸セルロースやポリエチレンテレフタレートが導入され，現在まで広く使用されている．

① 三酢酸セルロース cellulose triacetate（TAC）ベース

植物細胞壁の主成分である繊維素（セルロース，$(C_6H_{10}O_5)_n$）のOH基を酢酸エステル化したもので，リンターと呼ばれる綿実に付着する短毛や純パルプを精製したセルロースを原料とし，これを硫酸を加えた酢酸に溶解・分離して精製される．

フィルムベースをつくるには，TACを可撓性および弾性を与えるための可塑剤とメチレンクロライドなどの有機溶剤に溶解して，飴状の液体（ドープ）をつくり，よく磨かれた回転ドラムや金属ベルト上に流し込んで乾燥・剥離して製膜する．このような製膜法を溶液流延法 casting という．

TACベースは，PETベースに比して機械的強度や耐薬品性に劣るが，PETより光の屈折率が低く目的光以外の光の侵入が少ない．またTACベースは指で容易に切断させることができるが，これはカメラや自動現像機で何らかのトラブルが発生したときに機械に無理を与えない．以上の理由から主にネガフィルムやX線間接撮影用ロールフィルムに用いられている．

② ポリエチレンテレフタレート polyethylene terephthalate（PET）ベース

PETベースは，フィルムベースとして要求される条件をほぼ満足する優れた性質をもつ．強度が高いため薄膜化が可能であり，吸湿しにくく寸度の安定性に富む．このため直接撮影用X線フィルムをはじめ，シートフィルムを中心に多くの感材に用いられている．

ペットボトルとしてもなじみ深いPETは，ベンゼンのパラ位カルボン酸であるテレフタル酸と，2価のアルコールであるエチレングリコールの縮重合型高分子化合物で，高融点であり一般の有機溶剤にはほとんど溶解しない．したがってフィルムベースは，これを加熱軟化させてドラムに流し，縦・横二方面に延伸しながら（二軸延伸）作られるが，このとき強度や物性が向上する．

近年，PETよりさらに強靱で弾性に富むポリエチレンナフタレート（PEN）ベースが，APS（後述）フィルム用ベースとして実用化されている．

2）ガラス glass plate

乾板の支持体としてフィルムベースが開発されるまで長く使用されてきたが，重くて破損しやすく，かさばるなど取扱上の不便さから現在では特殊な用途に限られている．ガラスは平面性がよく，水分や熱による伸縮が極めて少ないため，特に画像の精度が強く要求される科学写真（原子核写真，天体写真，分光写真）などにわずかに用いられている．

3）紙 paper base

主に印画紙の支持体として用いられる．原紙にもフィルムに準じた性能が要求されるが，写真用は良質な木材パルプから精密な工程で作られる．

従来 原紙上に乳剤塗布を容易にし白さを増すために，ゼラチンに硫酸バリウムを分散したバライタ baryta 層を塗布したバライタ紙が用いられてきたが，1968年 コダック社よりRCペーパー（resin coated paper）が開発され，現在ではこの種の樹脂コート紙が主流になっている．

バライタ紙では，現像処理で定着液などが紙中に浸透し，これを除くため長時間の水洗を要したり，光沢仕上げには特殊な乾燥方法（フェロタイプ乾燥）が必要であった．樹脂コート紙では，原紙の両面にポリエチレンなどの合成樹脂層が被覆されており（図2-3-b参照），これが処理液の紙への浸透を妨げるため水洗時間が大幅に短縮し，また単純な乾燥だけで光沢仕上げが可能となった．樹脂コートの乳剤側には反射率と白色度を上げるため，チタンホワイトと呼ばれる酸化チタンを含む．

2．写真乳剤

写真乳剤 photographic emulsion（または単に乳剤）は，感光主体であるハロゲン化銀の微細な結晶をゼラチン中に分散させたもので，感材の感光層を形成する最も重要な部分である．

乳剤層の厚さをはじめ，ハロゲン化銀の組成・粒径・形状，ハロゲン化銀の含有量・分布状態は，写真特性を大きく左右し，用途・目的により種々のものが製造される．

1）写真用ゼラチン

ゼラチン gelatin はハロゲン化銀の分散媒として極めて重要であり，1871年のゼラチン乳剤の発明以来，今日まで広く用いられているということは，

ゼラチンがそれぞれの写真プロセスにおいて過不足なく優れた性質を示すためである．その品質は写真特性にも大きく影響するため，慎重な製品管理が求められる．

ゼラチンは動物の結合組織の主蛋白であるコラーゲン collagen を原料とするが，写真用のものは主に牛骨を主体とし，その他牛皮，豚皮などから得られる．製造工程は，(1) 油脂分を除いた粉砕牛骨は，カルシウムを除去する脱灰を経て（脱灰後のものをオセインと呼ぶ），(2) 石灰漬または酸漬の後，水洗・抽出され，(3) 乾燥後粉砕されて製品となる．

感材におけるゼラチンの機能として次のことが挙げられる．

(1) ゼラチンの最大の特長は，温度・水分によって液体（ゾル，sol）から固体（ゲル，gel）まで可逆的に種々の形態をとり得ることである．

乳剤製造時には加熱して溶液とし（ゾル化），ハロゲン化銀や添加剤を沈殿・凝集を起こすことなく均一に分散して，乳剤の製造や塗布を容易にする．乾燥後（ゲル化）はその状態を永久に保つ．

現像処理では現像液のアルカリで膨潤して処理液を乳剤中に拡散させ，つづく酸や硬膜剤で引き締められ，乾燥後は画像を安定に保存する．

(2) 透明であり，これは光学像の保持体としては欠かせない性質である．

(3) 当初 微量に含有されるイオウ化合物などの不純物による増感作用やカブリ防止作用が注目されたが，増感剤，抑制剤の添加技術が確立されて以来，現在ではむしろ純粋なゼラチンを製造することにより品質の均一化が図られるようになった．

ゼラチンは，乳剤の塗布を容易にするため下塗り層(下引層)としてベース上にも塗布されるほか，乳剤層を保護するための保護膜としても用いられる．

2）ハロゲン化銀

① 組　成

ハロゲン化銀の物性については前述のとおりであるが，感度は臭化銀（AgBr），塩化銀（AgCl），ヨウ化銀（AgI）の順に低く，これらは混晶として用いられることが多い．

塩化銀乳剤は感度が低く，単独では密着焼付け用のガスライト紙として用いられるほか，臭化銀を混ぜた塩臭化銀 $AgBr \cdot Cl$ 乳剤として密着・引伸し焼付け用のクロロブロマイド印画紙や，印刷・複製用に用いられる．また塩

化銀は現像速度が速く，処理の迅速化が求められるカラー印画紙には微量の臭化銀を含む塩化銀乳剤が用いられている．

純臭化銀乳剤はX線・γ線に対して感度が高いので主に工業用X線フィルムに用いられる．臭化銀に少量（数mol%以下）のヨウ化銀を含んだヨウ臭化銀 AgBr・I 乳剤は最も高感度で，一般撮影用ネガフィルムや医用X線フィルムなど幅広く使用される．

② 粒径・形状・分布

乳剤1cm^{3}当たりの粒子数は$10^{9 \sim 12}$個とされる．粒径は$0.05 \sim 2\mu m$のものが用いられるが，一般に大きいものほど感度は高くなり，緻密な画質が要求されるマイクロ用感材では極微粒子なものが用いられる．多種の粒径のものを含む乳剤は，種々の露光への対応性がよく幅広い階調を表現できることになるが，逆に"粒ぞろい"なものでは露光域の幅が限られ高コントラストな乳剤となる．

従来は経験的に行われていた乳剤製造も技術の進歩により，粒径分布が極めて狭い単分散乳剤の製造や，形状の制御あるいは乳剤組成の異なるものを一体化したもの（コアシェル型）などの製造が工業的に可能となった．

3）乳剤の製造

乳剤は，(1)混合，(2)第1熟成，(3)脱塩，(4)第2熟成の過程を経て作られる．

(1) 混　合：硝酸銀溶液とハロゲン化アルカリ溶液などを，一定温度のゼラチン水溶液中で攪拌・混合しながら，ハロゲン化銀の微結晶を析出させる．

$$AgNO_3 + NaCl \rightarrow AgCl + NaNO_3$$
$$AgNO_3 + KBr \rightarrow AgBr + KNO_3$$
$$AgNO_3 + KI \rightarrow AgI + KNO_3$$

混合方法には，あらかじめハロゲン化アルカリを混合したゼラチン溶液中に硝酸銀溶液を滴下するシングルジェット法と，ゼラチン溶液中に両者を同時に滴下するダブルジェット法などがある．前者では結晶が成長しやすいが粒径が不揃いになりやすく，後者では微粒子で粒径の揃った結晶が得られる．

(2) 第1熟成：混合の段階ではハロゲン化銀結晶は極めて小さく，感度が低い．結晶を適当な大きさに成長させて感度を高める操作を第1熟成（または前熟，物理熟成 physical ripening）といい，乳剤は高温下で一定時間攪拌される．

結晶の成長には種々の過程が関わり，中でもオストワルド Ostwald 熟成と呼ばれる過程が大きく寄与するとされ，この過程では微小な結晶がいったん溶解されて，再び大きな結晶の表面に析出することにより結晶の成長が助けられる．このとき，ハロゲン化銀溶解剤としてハロゲン化アルカリの量を硝酸銀に比し過剰に用いる中性法と，アンモニアを用いる方法があるが，後者の方が低温・短時間で熟成効果が上がる．

　しかし，オストワルド熟成では粒径分布が広くなり多分散乳剤の製造にはよいが，単分散乳剤の製造ではむしろこの過程を低く抑える方法が採用されている．

　(3)　脱　塩：第1熟成を終わった乳剤には，硝酸塩・ハロゲン化アルカリや，粒子調製に使用された薬品などが含まれているが，いずれも乳剤にとって有害であり，これを除去する操作を脱塩または水洗という．脱塩にはゼラチンを凝析させる薬品を添加して，上澄液を除去しながら水洗を繰り返す凝析沈降法などがある．

　(4)　第2熟成：脱塩を終わった乳剤は，再び融解され追加ゼラチンや化学増感剤などが加えられて高温下で再度熟成される．これを第2熟成（または後熟，化学熟成 chemical ripening）というが，この段階ではもはや結晶の成長はみられず，化学増感による増感中心の生成などが起こって感度が飛躍的に増大する．

　この後はいったん冷却・固化され貯蔵されるが，塗布時には再び融解されて目的に応じて種々の添加剤が加えられ塗布乳剤が完成する．添加剤の主なものに，分光増感色素や現像処理における乳剤膜の過度の膨潤を防止するための硬膜剤，その他カブリ防止剤・帯電防止剤・経時安定剤などがあり，カラー感材ではこのとき発色剤（カプラー，coupler）も加えられる．

　4）乳剤の塗布

　フィルムベースにはあらかじめ下塗り層の塗布や帯電防止加工が施されており，この上に乳剤塗布機 coating machine によって乳剤が均一な厚さに塗られ，さらに保護層が塗布される．乳剤層が幾重にもおよぶカラー感材でも多層同時塗布により高速化が図られている．

　乳剤塗布が終わったフィルムは，冷風によりゼラチンのゲル化が行われたのち乾燥され，ロール状に巻き取られる．その後，厳密な品質検査を経て，

裁断・穿孔などの加工が行われ包装される．直接撮影用X線フィルムでは，このとき傷つけ防止のために四隅が丸くカットされる．

　以上は感材製造行程の概略であるが，実際には複難で厳重な管理のもとに，自動化された設備で品質の均一性が保たれている．図2-1にX線フィルムの製造行程の全容を簡単な系統図で示す．

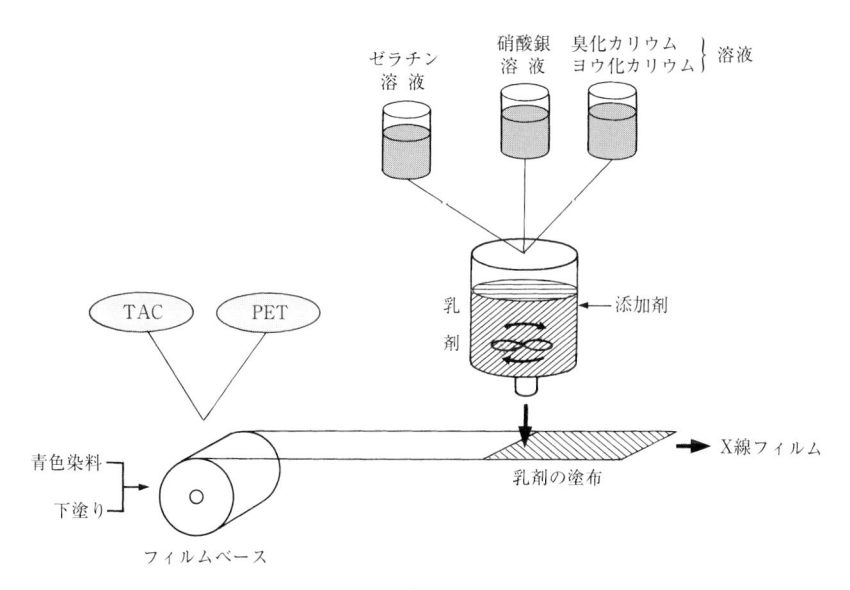

図2-1．X線フィルムの製造

B．化学増感 と 分光増感

　増感 sensitization とは写真乳剤の感度を高めることをいい，乳剤製造時のものと使用時のものに大別されるが，後者にはさらに撮影前に行われる**超増感** hyper sensitization と，操影後現像処理までの間に行われる**潜像補力** latensification がある．使用時の増感は感材感度が低かった時代の写真技術で，処理が複雑で効果が不安定であり，高感度な感材が供給されている今日これが行われることは少ない．

　一方，比較的明るい安全光の下で現像処理が行えるよう，撮影後にフィル

ムの感度を落とすことを減感 desensitization というが，自動現像機を用いる医用画像ではこれも不要なものであり記述を省く．

ここでは乳剤製造時に行われる化学増感と分光増感について述べる．

1．化学増感

第2熟成においてハロゲン化銀結晶中に化学変化を起こさせて感度を高めることを化学増感 chemical sensitization といい，代表的なものに硫黄増感，金増感，還元増感などがある．

1）硫黄増感 sulfur sensitization

ゼラチン中の微量イオウ化合物による増感効果の発見（1925年 Sheppard）に発端する古くからの増感法である．増感剤としてチオ硫酸塩，チオ尿素の誘導体などが用いられるが，増感機構はこれらがハロゲン化銀結晶中に硫化銀（Ag_2S）のクラスターを生成して増感中心（感光核）となり，これが電子トラップとして働くためとされる．

硫黄増感は次の金増感や還元増感と併用すると，相乗効果により単独の場合よりも増感効果が大きくなる．

2）金増感 gold sensitization

一般に貴金属増感と呼ばれるが，通常 金が用いられる．塩化金がチオシアン酸塩下で著しい増感効果を示すことの発見（1936年 Koslowsky）による．一般にチオシアン酸金錯塩の形で用いられ，増感機構は Au^+ による増感中心の生成によるとされるが，金増感単独では感度も低くカブリを生じやすい．

硫黄増感との併用による金・硫黄増感が有用であり，高感度乳剤ではほとんどこの増感法が採用されている．併用時の増感中心は，硫化金・銀クラスターによると考えられている．

3）還元増感 reduction sensitization

1933年 Carroll により亜硫酸塩による増感効果が示唆された．還元増感は乳剤中に還元剤を加えることによりハロゲン化銀を還元して，増感中心となる銀クラスターを増加させる増感法であり，還元剤としては亜硫酸塩や錫化合物，ヒドラジン類などが有効である．

2. 分光増感

　ハロゲン化銀固有の感色性は紫外線および青色光に偏っている．分光増感 spectral sensitization は，乳剤に特殊な色素（分光増感色素）を加え，色素が吸収する波長域によって感光波長域を広げることにより増感することをいう．

　1873年 Vogel は，ハレーション防止用に乳剤に加えた赤色色素により，緑色に高い感度が得られることを発見した．その後エオシン色素によるオルソ乳剤が実用化され，次いでシアニン系色素の開発により分光増感法は急速に発展したが，現在でも多用されているのはこのシアニン系色素やメロシアニン色素である．

　色素溶液の添加量には感度の極大を示す最適な量が存在する．光化学反応を起こすには，ハロゲン化銀結晶に光が吸収され光電子を生成する必要がある．増感色素は結晶に極薄く吸着されて長波長光の吸収を行うとともに，色素による独自のエネルギー遷移と電子移動によって結晶内に光電子が生成されると説明されている．

C．各種感光材料

　感材の分類方法には，構成面から支持体や感光主体などによる分類，特性面から感度や感色性などによる分類，また利用面から用途別による分類などがある．ここでは用途別に分けたが，X線フィルム以外については主要なものの概略を述べるにとどめる．なお，カラー感材については色の分解・再現の機構が現像処理にも深く関わるため，最後の章でまとめて述べたい．

1．一般撮影用フィルム

1）ネガフィルム

　一般のカメラに収めて撮影しネガを作成するためのもので，カラーと黒白がある．カラー写真の普及により黒白（モノクロ）写真は影をひそめた感があるが，写真法の原点であり，現在でも報道・芸術・製版・科学分野などでは重要な位置を占めている．

最もなじみ深いカラー35mm（幅）ロールフィルム（通称135サイズ）の外観を図2-2に示す．フィルムを収納する遮光性の金属外筒をパトローネといい，フィルムは内側を乳剤面として巻かれている．フィルムの上下の孔をパーフォレーションといい，ここにカメラのコマ送り用歯車（スプロケット）がかんでコマ送りを行うしくみになっている．画面サイズは36×24mmの横長となる．このほか中型カメラ用の60mm幅のもの（通称120サイズ）や大型カメラ用のシートフィルムがある．アマチュア向けには，簡易式のカメラごと購入する手軽なレンズ付きフィルムや，カートリッジ式包装のAPSシステム（Adovanced Photo System）も普及している．後者は対応型のカメラで使用されフィルム装填などが一層容易であるが，フィルム幅は24mmとやや小さめである．

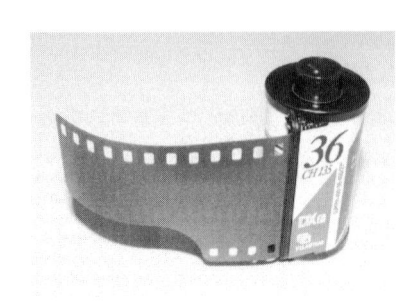

図2-2．カラーネガフィルムの外観

ネガフィルムでは露光範囲が広く，種々の条件下での撮影に必要な感度と，引伸しを前提とする小型カメラに使用されるものでは，これに耐える粒状性と解像力が必要である．したがってコントラストは低く抑えられ，幅広いラチチュードをもつ乳剤設計となる．映画用フィルムも大体似た特性をもっている．

感度は，下はISO 32程度のものから上はISO 3200程度のものまで種々のものがあるが，一般に高感度になるほど粒状性は悪化するため，通常はISO 100～400のものが多用される．光量が少ない場合や動きの早い被写体には高感度のものが，解像力が要求される場合には感度は落ちるが微粒子のものが用いられる．

35mm黒白ロールフィルムの一般的な層構成を図2-3-aに示す．乳剤はラチチュードを広げるため高感・低感層の2層で構成され，平均粒径$0.5〜1\mu m$のヨウ臭化銀が用いられる．感色性はパンクロ型である．ハレーション防止と遮光性のためベース着色が施されている．

a. 黒白ネガフィルム
(35mm)

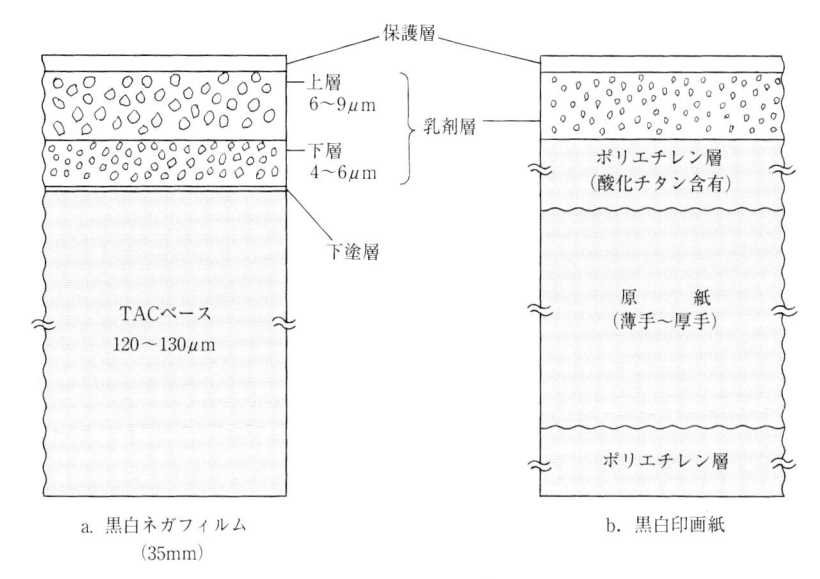

　保護層
　上層 6〜9μm
　下層 4〜6μm
　乳剤層
　下塗層
　TACベース 120〜130μm

b. 黒白印画紙

ポリエチレン層（酸化チタン含有）
原　紙（薄手〜厚手）
ポリエチレン層

図2-3．黒白ネガフィルムと黒白印画紙の断面図

　カラーフィルムでは色の分解・再現のため乳剤層だけでも幾重にもおよび，全体では10数層の構成（乳剤層厚約 $20\,\mu$m）となる．

２）ポジ用フィルム

　撮影されたネガ像をポジ像に変換するための，いわば印画紙のフィルム版をポジフィルムといい映画やスライド作成で用いられる．ポジフィルムの構成はネガフィルムとほぼ同様であるが，映写効果を高めるため，微粒子でコントラストや最大濃度が高く，カブリを減少させた乳剤設計となっている．

　一方，撮影用感材をそのままポジ像として残すものに，**反転**（リバーサル，reversal）フィルムと**直接ポジ**（オートポジ，ダイレクトポジ）型がある．

　反転フィルムは反転現像処理（第６章）によってポジ化するもので，主にスライド作成に用いられるが，発色性がよいため芸術・商業分野で多用される．ネガ・ポジ法のようにポジでの補正ができないため，撮影時に色調を選択する必要があり，戸外やストロボ光用の昼光色（デイライト）タイプと，電灯光用のタングステンタイプがある．

　また，直接ポジ乳剤は前に述べた反転露光効果を利用して反転現象が起こ

る直前の状態にしたもので,通常の現像と同様の処理によってポジ像が得られる.次に述べるインスタント写真や複製用フィルムに利用されている.

3) インスタント写真

拡散転写法 diffusion transfer reversal process (DTR) を応用したもので,簡便に直接ポジ像が得られ,何よりも"写したその場でみる"仕上がりの即時性で有用な写真技術である.

拡散転写法は1940年 Agfa 社による提唱に始まるが,その基本的な原理を図2-4に示す.これはネガ(感光層)・印画紙(受像層)・ハロゲン化銀溶剤を含む現像剤という,仕上がりまでのすべての機能を1つの感材に収めた構成を考えればよい.(1) 感光層への露光により生成した潜像部分はいったん化学現像されて銀画像に変換され,未感光(=未現像)部に残ったハロゲン化銀は溶剤で溶解されるが,(2) このとき物理現像核を含む受像層を密着させれば,溶解された銀イオンは物理現像の原理でそのまま受像層側へ拡散転写されてポジ画像を形成する.(3) ネガを剥離すると拡散転写は停止する.

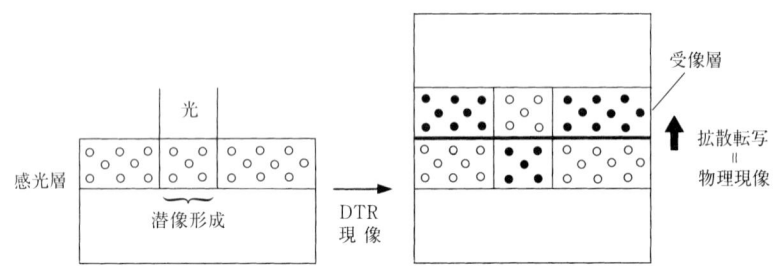

図2-4.拡散転写法の原理

実用化は Polaroid 社に始まり,1960年代にはすでにカラー化された.現在では,露光後に感光層の剥離が必要なピールアパート peel apart 方式と剥離が不要なモノシート方式に大別され,受像層には直接ポジ乳剤も用いられている.本法では通常1枚のネガから1枚のポジしか得られない欠点はあるが,印刷分野においては直接にポジ版を作成するダイレクト印刷版にも応用されている.

2．マイクロフィルム

　図書館や資料室での莫大な情報を高い縮小率で写真撮影して，資料の保存や保管場所の節約などを図る情報管理用途のものをマイクロ写真 microphotography，マイクログラフィックスなどといい，使用される感材をマイクロフィルムという．一般カメラ用の専用ネガフィルムも市販されている．

　文書や線画の複製に用いられることが多く，原板は極度に縮小されるため，通常 高コントラストで，解像力が300～1,000本／mm という極めて高解像の超微粒子フィルムが使用される．種々の幅のロールフィルムやシートタイプのものがあり，シート状のものはマイクロフィッシュ（仏語でカードを意味する）とも呼ばれる．

　マイクロ写真は通常 専用のマイクロ撮影機によって一定規格で撮影されるが，近年は直接ポジ型の COM（computer output microfilm）フィルムに焼付けられることが多い．マイクロ写真は現在電子保管との競合が最も著しい分野の一つでもある．

3．印刷用感材

　印刷の歴史は古く，文明発祥期の印章や中国唐代の木版印刷にまで遡ることができるが，18世紀には凸版・平版・凹版の印刷3大方式が出揃った．水と油の反発を利用した平版印刷の1種であるオフセット印刷や，写真の階調表現が自然な凹版型のグラビア印刷は一般にもなじみ深いものである．写真技術は印刷行程の随所で関わるが，特に**写真植字**（写植）や**写真製版**の過程で重要である．

　写植とは，写植機を用いて印画紙上に文字などを並べて印刷原稿を作成するもので，種々のパターンの文字盤を拡大・縮小によって目的サイズの文字原稿に仕上げていくものである．

　写真製版は，乳剤を塗布した金属板を用いて，感光と腐食技術により印刷版を作成することであるが，連続階調をもつ写真原稿においてはインクののる部分とのらない部分に分ける必要がある．階調表現の変換は，凸版や平版では印刷点の大小で，凹版ではインクののりの深さで行われ，これらは専用の製版カメラを用い，網スクリーンを介した網撮影によって実現される．カ

ラーの場合はさらに数色の色分解ののち多色刷りされる．

製版用感材には，超硬調で最高濃度が高い感材が求められる．そのため粒径分布の狭い塩化銀主体の乳剤が用いられ，処理も硬調仕上げの自動現像処理が行われる．

現在ではカラースキャナーの普及やコンピュータによる画像処理など，一段とデジタル化が進み，出力もレーザー光による焼付けが行われるなど，従来型による写真製版の重要性は減少してきた．

4．印画紙

印画紙 photographic paper はポジ用感材中 最も多用されているもので，紙支持体上に乳剤が塗布されたものである．カラーと黒白があり用途も幅広いが，特に一般用黒白印画紙は多彩な要求に対応すべく品種も多い．ここでは黒白印画紙を主体に述べ，カラー印画紙については後述するが，印画紙としての基本的特性は変わらない．

1）構　造

密着焼付け用と引伸し焼付け用があるが，乳剤組成については前に述べた通りである．印画紙はネガフィルムなどに比べて乳剤層が薄く，粒子は微細で銀量も少なく感度が低いが，現像の進行は早く処理時間も短くてすむ．

このほか乳剤中には現像銀の色調を調節するための色調剤や，半光沢・無光沢印画紙には表面の光沢を消すための艶消し剤などが加えられる．図2-3-bに黒白印画紙の断面を示す．カラー印画紙ではフィルムと同様，多くの層から構成される．

黒白印画紙の感色性は一般にレギュラーであるが，引伸し用の高感度のものは分光増感されたものもある．

2）種類と特性

支持体によって次のようなものがある．

- 紙の厚さ……厚手，中厚手，薄手，極薄手
- 表面の粗滑……滑面，粗面，縞目，布目，微粒面など
- 膜面の光沢……光沢，半光沢，無光沢（光沢が強いものほど微細な描写に優れ，濃度域も広く最高濃度が高い）

また乳剤にも色調や調子によって多くの種類がある．

(1) **色　調**　　一般用の純黒調や，営業写真家向けの人像用で褐色味のある温黒調などがあるが，色調はこのほか現像処理条件の影響も受ける．一般に密着用ガスライト紙は階調，色調ともに優れる．

(2) **調子と感度**　　印画紙ではネガの調子を整えたり仕上がり効果を変化させたりする必要から，同じ支持体種のものでもそれぞれ数種類のコントラストの異なるものが用意されており，軟調・中間調・硬調などと呼ばれる．調子はさらに1～5などの号数でも表され，号数が大きいほど硬調となるが感度はこの順に低くなる（図2-5）．使用時には試し焼きにより露光量を決めることが多く，感度はネガフィルムほど重要ではない．

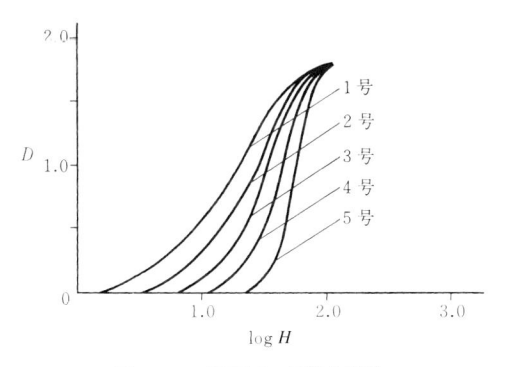

図2-5．印画紙の号数と特性

特殊な印画紙として多階調印画紙がある．これは軟調乳剤と硬調乳剤を感色性を変えて二重塗布し，焼付けに使用する光の色を特殊なフィルターで変えることによって調子を変化させるもので，各号数の印画紙を揃えておく必要がない．

現像直後の印画紙の色調や濃度・コントラストは，定着あるいは乾燥によっていくらか変化していく．現像後の印画は霞がかかったように白っぽく見え定着で冴えてくるが，このように定着液中で濃度が増加する現象をカスミ効果という．

5. 乾　板

乾板 dry plate は，乳剤を湿ったまま用いたそれまでの湿板 wet plate に

対して名付けられたもので,フィルムベースが開発されるまで広く用いられた.現在でも画像の寸度に対する精度が要求される特殊用途に使用されており,オートラジオグラフィ用,分光写真用,天体観測用乾板などがある.

6. 非銀塩感光材料

ハロゲン化銀を用いない写真は一般に非銀塩写真と呼ばれる.銀は高価で資源も限られているが,非銀塩感材は一般に安価で取り扱いも簡単である.しかし感度や階調描写は銀塩感材には及ばず,普通写真用として使用されるものは少ないが,複写の分野では広く利用されている.非銀塩写真の代表的なものに次のようなものがある.

(1) **青写真** blue print　　階調描写はできないが線画に適しており,設計図などに古くから用いられているもので,Fe^{3+}が光によりFe^{2+}に変化することを利用したものである.ネガ像となる白線法ではFe^{2+}がヘキサシアノ鉄(Ⅲ)酸塩(赤血塩)と反応してターンブル青を生じ,ポジ像となる青線法ではヘキサシアノ鉄(Ⅱ)酸塩(黄血塩)と反応して,プロシア青を生じる.青写真は他の複写技術の普及により現在ではほとんど用いられなくなった.

(2) **ジアゾタイプ写真** diazo type　　ジアゾニウム塩(ジアゾ基($=N_2$)をもつ有機化合物)が,光分解反応後にはカップリングの能力を失うことを利用したもので,直接ポジ像が得られる.未露光部はカプラー coupler と反応してアゾ色素を生じ発色する.露光後カプラーを含む現像液で現像する湿式と感光膜自体にカプラーを含ませた乾式がある.

(3) **電子写真** electrophotography　　静電写真とも呼ばれ事務用コピー機に用いられている方法である.このうちゼロックスタイプは,コロナ放電によりセレン膜上に一様に正電荷を帯電させたものを感光膜とし,光による帯電消失で形成された電荷潜像に負帯電のトナーを吸着させて紙に転写する.感光板は洗像されて何度も使用される.これを応用した電子X線写真 xero-radiography も実用化されエッジ効果をもつ独特の画像が注目されたが,感度が低く現在ではほとんど姿を消した.

(4) **感光性樹脂** light-sensitive resin　　高分子化合物に対する種々の光化学反応を利用したものである.ケイ皮酸樹脂などが光により溶剤に対する

溶解性が変化して耐食性画像（フォトレジスト）を生じることを利用したものは，印刷版材や集積回路の製作などに用いられている．

D．X線フィルム

　X線CTをはじめとする各種の画像診断装置の出現は，医用画像を極めて多様化させた．とはいえ，その中心をなすのはやはり長い間用いられてきたX線直接撮影や間接撮影であり，ここではこれらの撮影に用いられるX線フィルムについて述べる．その他の画像診断装置による画像はイメージャにより出力されるのがほとんどであり，使用されるフィルムもイメージング用フィルムとして区別される（第5章）．また，被曝線量測定に使用されるバッジ用フィルムについては本選書「放射線計測学」や「放射線管理学」で述べられており，ここでは省く．

1．X線フィルム

　X線フィルムは医療だけでなく非破壊検査用として工業分野をはじめ，科学分野や線量測定などにも用いられる．医療用は直接撮影用と間接撮影用に大別されるが，前者には増感紙と組み合わせて使用するスクリーンタイプと，増感紙を用いずにX線のみの感光を行うノンスクリーンタイプがある．

　ノンスクリーンタイプは，X線を可及的に多く吸収するよう乳剤は厚く，両面塗布されている．X線感度はスクリーンタイプより高いが，増感紙と組み合わせた場合はスクリーンタイプより低い．医療用としては歯科用として口腔内用デンタルフィルムに用いられるほかは，高エネルギー放射線の線量分布測定などに用いられるのみで，多くは工業用として非破壊検査に用いられている．

　X線撮影では被写体コントラストが極めて低く，X線フィルムはこれをカバーする必要から高感度で高コントラストな乳剤設計となっており，感材種中最高感度の部類に属する．また，通常自動現像機処理が行われることから，迅速処理対応の感材設計となっている．

1）スクリーンタイプ・直接撮影用X線フィルム
　① フィルムの構成
　一般的な構成を図2-6に示す．2枚の増感紙で挟んで用いるため，フィルムベースの両面に乳剤が塗布されている．

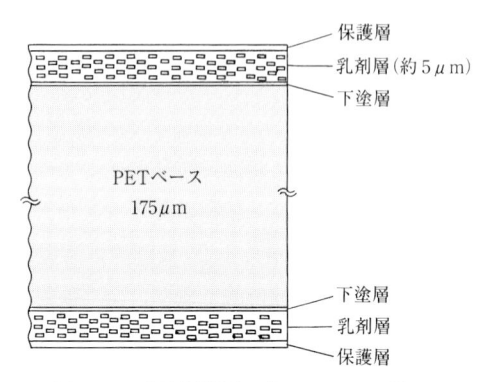

```
保護層
乳剤層（約5μm）
下塗層
PETベース 175μm
下塗層
乳剤層
保護層
```

図2-6．直接撮影用X線フィルムの断面図

　フィルムベースには，従来TACベースが使用されていたが，1967年頃から吸湿しにくく特性の優れるPETベースに変わり現在に至っている．さらに色調や観察性から淡い青色に着色されている（ブルーベース）．
　乳剤は一般にヨウ臭化銀乳剤で，1μm前後のハロゲン化銀粒子が用いられる．
　乳剤層の表面には摩擦などから保護するための保護層が設けられ，帯電防止や機械搬送性などへの対策も施されている．
　② フィルムの種類と特性
　フィルムに対する大部分の感光は増感紙の蛍光によるものであり，したがって増感紙の発光スペクトルに対応した感色性のフィルムを組み合わせて使用する必要がある．例えば，青色発光のタングステン酸カルシウム（$CaWO_4$）などの蛍光体を用いた増感紙には，これに対応したレギュラー乳剤フィルムが，$Gd_2O_2S:Tb$などの蛍光体を用いた増感紙には，緑色発光に対応してオルソ乳剤フィルムが用いられる．増感紙の発光スペクトルとフィルムの分光感度を図2-7に示す．

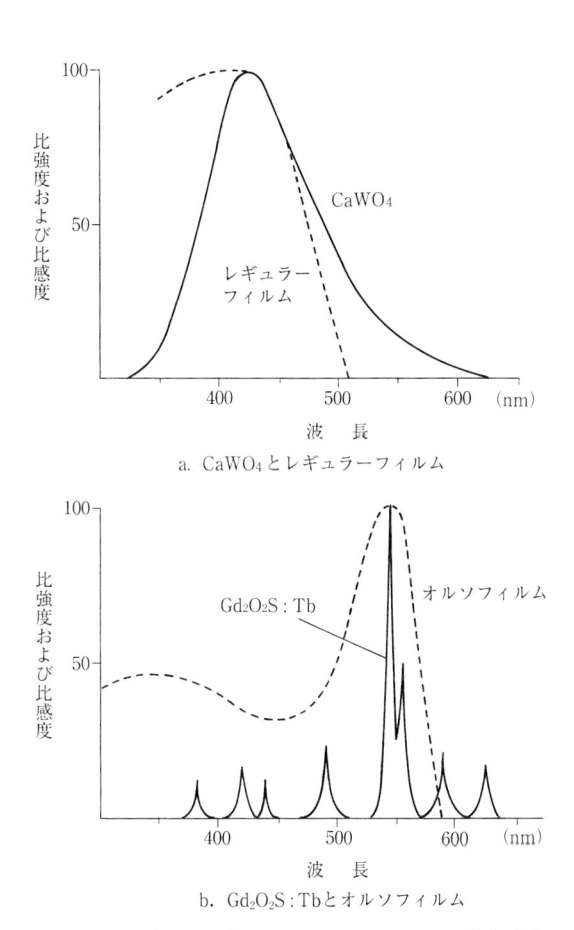

図2-7. 増感紙の発光スペクトルとフィルムの分光感度

　1980年代中頃からの品質改善の中で特筆すべき事項は，X線オルソフィルムにおける平板型粒子の採用である．平板型粒子は球状粒子に比べ表面積が大きく，分光増感色素を効率よく吸着させることができ，光吸収量の増加により高感度化を図ることができる．このほか，次に述べるような利点を有しており，画質や処理性が一層向上した．一方，レギュラーフィルムについては従来どおり球状型の粒子が用いられていることが多い（図2-8）．

48 感光材料

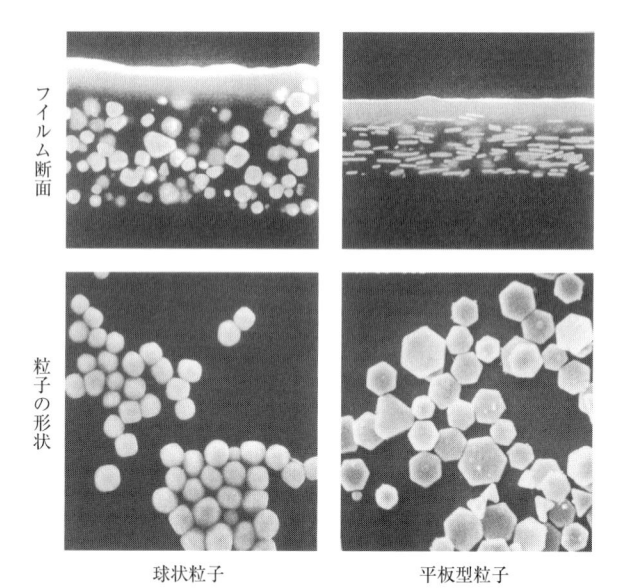

フィルム断面

粒子の形状

球状粒子　　　　　　平板型粒子

図2-8．球状粒子と平板型粒子
(富士写真フィルム㈱提供)

平板型粒子の利点

(1) 単位銀量当たりの光学濃度 D を被覆力（カバリングパワー，covering power）というが，これは粒径が小さいものや平板型粒子で大きく，同一銀量であれば高濃度化，同一濃度であれば省銀化を図ることができる．

(2) 平板型粒子は図のように塗布面に対してほぼ平行に配列されるため，入射光を横方向へ散乱させにくく，光の拡散によるボケを減少させることができる．さらにクロスオーバー光（後述）吸収染料の添加と組み合わせれば，一段と鮮鋭度の向上を図ることができる．なおこの染料は感光時にのみ必要なものであり，処理時には脱色される．

(3) 塊状の粒子を平板状に分割して高密度に分散させた場合を考えたとき，情報の容量はそれだけ増加することになり，これは粒状性の向上につながる．また，球状粒子は強力な現像下では現像銀フィラメントの成長が著しく，粒状性を悪化させるが，平板型では現像進行も速やかで現像条件に対する粒状性の変化も少ない．

(4) 処理の迅速化のためには処理液の拡散性を上げるため乳剤層の薄膜化

や銀量の低減が必要である．先に述べたような省銀化は処理に対する負荷を軽減する．

　オルソ乳剤フィルムは現在 増感紙や処理も含めた総合的なシステムとして捉えられ，直接撮影用X線フィルムの主流として定着しており，撮影用途に応じて種々の写真特性をもつものが供給されている．これには汎用タイプの標準の感度・コントラストをもつものをはじめ，骨や血管造影用の高コントラストのもの，胸部のような幅広い露光域に対応させたワイドラチチュードのものなどがある（図2-9）．平板型粒子は以上の直接撮影用のほか，間接用やX線シネフィルムにも採用されている．

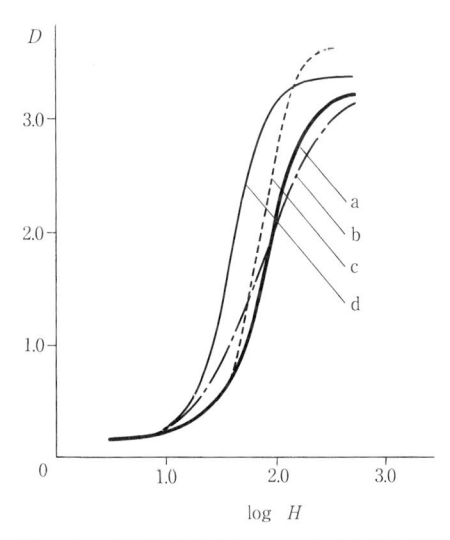

図2-9．直接撮影用オルソフィルムの特性曲線
　　a：標準タイプ
　　b：ワイドラチチュードタイプ
　　c：高コントラストタイプ
　　d：高感度・高コントラストタイプ

　このほか直接撮影用の特殊なタイプとして，非相称システム（コダック）や乳房撮影用フィルムがある．

　非相称システムは胸部撮影用に開発されたもので，フィルムのX線管側には高コントラスト乳剤を塗布して低感度増感紙と組み合わせ，反対側は低コントラスト乳剤と高感度増感紙の組み合わせにより，異なる情報を1枚の

表 2-1. 直接撮影用X線フィルムの寸法

cm表示	インチ表示	通称
35×43	14×17	半切
35×35	14×14	大角
27.9×35.6	11×14	大四切
25.4×30.5	10×12	四切
20.3×25.4	8×10	六切
16.5×21.6	$6\frac{1}{2}×8\frac{1}{2}$	八切
12.0×16.5	$4\frac{3}{4}×6\frac{1}{2}$	カビネ
15×30		パノラマ用
18×24		マンモ用
31×41mm	$1\frac{1}{4}×1\frac{5}{8}$	デンタル用

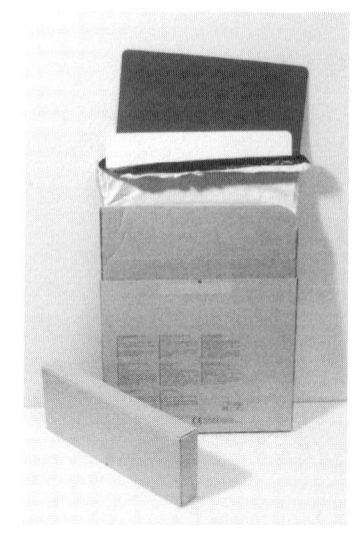

図 2-10. X線フィルムの包装

フィルム上に描出させようとするものである．濃度域が大きく異なる肺野と縦隔部を同時に描出させることができ，診断領域を広げることができる．

乳房は元来病巣の被写体コントラストが極めて低い部位であり，軟X線撮影によりコントラストの向上が図られる．かつてはノンスクリーン感材が用いられたこともあったが，被曝量の低減から現在では専用の片面増感紙・片面フィルムの組み合わせが用いられ，画質も一段と向上した．

表 2-1 に直接撮影用X線フィルムの主な寸法を示す．直接撮影用X線フィルムは，100枚（一部50枚）単位で遮光性の袋に気密に封じられ，さらに厚紙の外箱に入れられている（図 2-10）．口腔内で使用するデンタルフィルムは遮光性のビニル袋に封入されている．

2）間接撮影用X線フィルム

フィルムの構成は片面乳剤でネガフィルムと似るが，特性は高感度・高コントラストである（図 2-11）．乳剤厚は直接用の片面厚より厚い．

主にTACのブルーベースが用いられているが，厚みは直接用より薄く，I.I.間接用にはさらに薄いPETベースのものもある．このため自動現像機処理では，先端をリーダー用の直接用フィルムに貼り付けて挿入する必要が

ある．乳剤と反対側には，カーリング（巻ぐせ）防止とハレーション防止のため，染料を添加したゼラチン薄膜の裏塗（バッキング）層が施されたものもある．なおこれは現像処理中に脱色される．

間接撮影は集団検診に用いられ，主に胸部用のミラー間接と胃部用のI.I.間接に分けられるが，フィルムも特性の異なるものが供給されており，前者の方が高感度で，輝度が高いI.I.用は感度を抑え画質を重視し

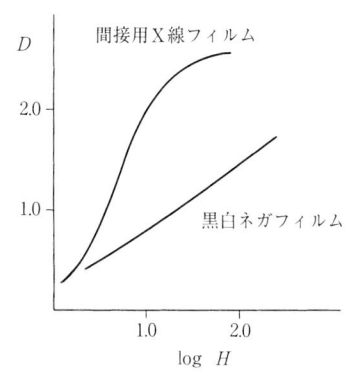

図2-11. 間接用X線フィルムと
　　　　黒白ネガフィルムの特性曲線
（緑色発光増感紙に挟んでX線露光したもの）

た設計となっている．感色性はミラーカメラの蛍光板やI.I.の出力蛍光面の発光色に合わせたオルソタイプである．

ロールフィルムの用途がほとんどであり，30.5m巻のものが多用される．フィルム幅は70mmと100mmのものがあるが後者が主流である．遮光性のリーダーペーパーleader peperとともにスプール（spool，巻芯）に巻かれており，カメラへの明室装填ができるようになっている．

心血管の動態撮影などに用いられるシネ用X線フィルムも，以上の間接撮影用と同様な特性をもつ．I.I.の出力面に接続されたシネカメラに納めて撮影されるが，高速搬送性に耐える機械的強度も必要である．35mm幅，500フィート（152.5m）が標準であり，PETベースが用いられている．

2．X線フィルムの取り扱い

表題を「X線フィルムの」としたが，ここで述べる内容はほぼすべての感材に共通するものである．感材は敏感な化学製品であり「生きもの」といわれることもあるように，周囲の環境条件によっても影響を受けやすい．また感材は暗室で多忙な作業の間に取り扱われることが多いが，不注意による故障を起こさないために常に丁寧に取り扱うよう心掛けるべきである．

1）X線フィルムの保管

フィルムの外箱には有効期限が記されているが，これは適正な状態で保存した場合のものであり，保存状態が悪いと期限内であっても品質が低下する．したがって，なるべく大量保存を避けて新しい品を少量ずつ購入し，有効期限が短いものから使用するのがよい．まとめて購入する必要がある場合も，保存中品質を低下させないよう注意する必要がある．特に開封後はなるべく早めに使用するのがよい．

保存中の生フィルムに悪影響を及ぼす因子を挙げる．

(1) **温度 および 湿度** 感材は低温・乾燥下での保存が原則である．理想的な保存状態は温度10〜15℃・湿度40〜60％とされる．高温下の保存では，感度・ガンマの低下をきたし，カブリが生じやすくなる．X線フィルムは気密包装してあるので，未開封状態ではある程度湿気や水分から保護されるが，開封後は吸湿しやすくなる．感材を冷蔵しておいた場合は使用のしばらく前に取り出し，室温と平衡状態になってから使用するようにしないと，表面が結露して故障の原因になる場合がある．

(2) **放射線** X線その他の放射線は感材を感光させるため，その恐れのあるところでは鉛その他で遮蔽する必要がある．フィルムの外箱に鉛箔の小片を貼っておけば，放射線によるカブリとの因果関係を調べることができる．宇宙線など自然放射線の影響は，通常の保存状態ではほとんど問題にはならない．

(3) **圧　力** 前述のように感材は強く曲げたりするなど乳剤中に歪みを生じるような余分の圧力を与えると，現像後 傷となって現れる．また保存時は横に積み重ねないで立てて置いた方がよい．運搬に当たっても衝撃を与えないなどに注意する必要がある．

(4) **有害ガス** 薬品その他有害なガスが発生する場所は避けて保存しなければならない．化学薬品などの影響については前述の通りである．

2）使用時の取り扱い

(1) 感材は，暗室で安全光のもとで取り扱わなければならない．安全光は感材に感光しない波長域の光であるが，1つの暗室で感色性の異なる複数の感材種を取り扱う場合には，事前に確認をしておく必要がある．また安全光は使用条件を守らないとカブリを生じることがある（第3章）．

⑵　X線フィルムは，使用時にはフィルムカセッテ film cassette やフィルムマガジン film magazine に装填されるが，このときいずれも裸のフィルムを取り扱うことになる．
・必要な枚数を取り出したら直ちに箱にフタをしたりするなど，万が一明室化したときに残りが助かるような措置をとる．
・持つときは清潔な乾燥した手で，できるだけ端の近くをつまむようにしないと，指紋などの汚点を残す（図2-12）．

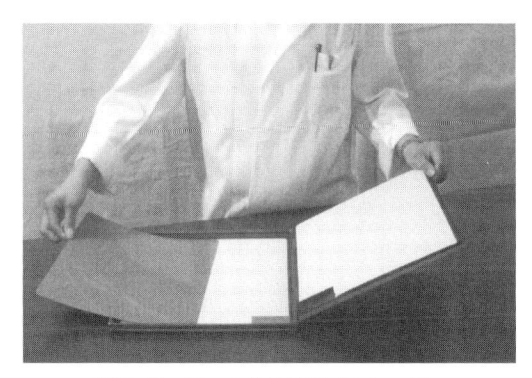

図2-12．フィルムの装填（カセッテ）

・フィルムを乱暴に取り扱うと前に述べたようなクニックマークやスタチックマーク，摩擦カブリを生じたりする．
　以上の注意は，現像前のフィルム取り出しの際にも必要であることはいうまでもない．

E．増感紙 と 蛍光板

　X線撮影に増感紙 intensifying screen を使用すると，用いない場合に比べX線照射量を1/数10〜1/100程度に減らすことができ，次のような利点がある．
⑴　被検者の被曝線量を大幅に低減できる．
⑵　短時間撮影を可能にし，被写体の運動によるボケを減少する．
⑶　小焦点X線管の使用を可能にし，幾何学的ボケを減少する．

(4) X線装置の負荷を軽減する．
(5) X線写真のコントラストを向上する．

このため現在では特殊な場合を除き，ほとんどの直接撮影に増感紙が用いられている．

一方，蛍光板 fluorescent screen は，X線透過像を蛍光体により可視像に変換するもので，間接撮影などに用いられる．

これらX線用蛍光体の具備すべき条件としては，X線をよく吸収し，発光効率（発光エネルギー／吸収エネルギー）が高く，発光スペクトルがフィルムや撮像管の分光感度とよく一致しており，残光が少ない，などが挙げられる．

1．蛍　光

熱放射 thermal radiation とは異なり，物質が光・放射線・熱，その他化学的・機械的刺激を受け，熱を伴わずに可視光やそれに近い波長の光を発光する現象をルミネッセンス luminescence といい，このような発光を示す物質を**蛍光体** phosphor または蛍光物質という．

1）蛍光の発光機構

ルミネッセンスは発光の減衰速度から分類して，蛍光，準安定蛍光，燐光に大別される．これらの発光の機構をエネルギーバンドで示す（図2-13）．

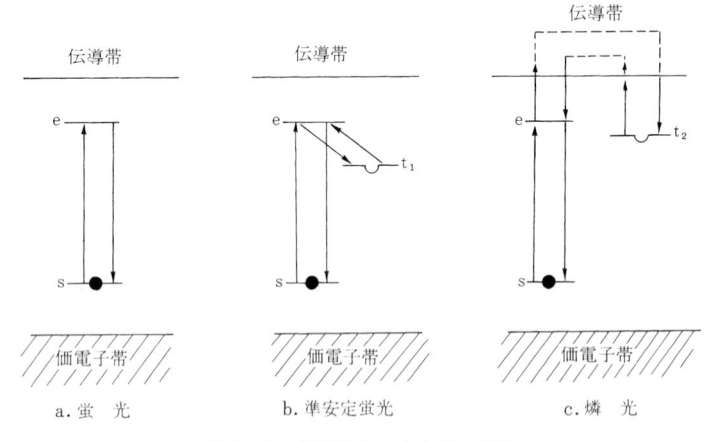

a．蛍　光　　　　b．準安定蛍光　　　　c．燐　光

図2-13．蛍光体のエネルギー準位

蛍光体結晶中には不純物や格子欠陥の存在により，禁制帯の中に発光に係わるエネルギー準位（発光中心 luminescent center）ができており，s, e はその基底状態と励起状態を表す．t_1, t_2 は準位が e よりやや低く準安定状態（捕獲中心）と呼ばれるもので，t_1 は s, e と同じ発光中心内に，t_2 は発光中心から十分に離れていることを示す．

ルミネッセンスは，光や放射線など何らかの刺激により励起状態（e）に引き上げられた電子が，基底状態レベル（s）に戻るとき，余分のエネルギーを光のエネルギーとして放出するものである．

（a図） s にあった電子が刺激により e に励起され，直ちに（10^{-8} 秒程度）s に戻るもので，これを特に**蛍光** fluorescence と呼ぶ．刺激の停止とともにほぼ発光も止む．

（b図） 電子がいったん e から t_1 に捕えられ，熱エネルギーなどを得て再び e に励起されたのち s に戻る場合の発光で，準安定蛍光に相当する．

（c図） 電子が直接に，あるいは e への励起後に熱エネルギーなどを得て伝導帯に上がり，伝導帯電子として結晶中を移動するうちに t_2 に一時的に捕えられ，再び熱エネルギーを得て逆戻りするもので，**燐光** phosphorescence と呼ばれる．したがって，(b)や(c)では刺激を止めてもしばらく発光が持続し，これを**残光** after glow と呼ぶ．刺激中の発光強度の $1/e$ までに減衰する時間を一般に残光時間という．

光によるルミネッセンスの場合，実際は励起エネルギーの一部は熱エネルギーなどとなって放出されるため，発光光のエネルギーは一般に s-e 間よりも小さく，すなわち発光光波長＞吸収光波長の関係となり，これをストークス Stokes の法則という．

特殊な発光過程をもつものに**輝尽** stimulation **性発光**がある．これは残光の途中で，赤外線などの長波長光の照射により発光輝度が一時的に増加するもので，CR 用検出器に用いられている．逆に発光輝度が減少するものを**消尽** quenching という．

2）蛍光体の種類

蛍光現象の研究はX線が発見される以前から行われており，X線の発見はそもそも暗室で黒紙に包んだ真空放電管に通電したとき，机上に置いてあったシアン化白金バリウム（$BaPt(CN)_4 \cdot 4H_2O$）蛍光板が光を発したことに

よる.

蛍光体は種々の刺激を光に変えるセンサーとして,身近なところでは蛍光塗料,蛍光灯やブラウン管の蛍光面などに用いられている.表2-2に主なX線用蛍光体の特性を示す.蛍光体はこのほか,放射線検出器としてシンチレーターや熱蛍光線量計などにも用いられている.

表2-2. 主なX線用蛍光体の諸特性

(化成オプトニクス資料より抜粋)

蛍光体	X線吸収		発光エネルギー効率%	発光スペクトル		用途
	実効原子番号	K吸収端(keV)		発光色	主ピーク波長(nm)	
$CaWO_4$	61.8	69.5	5	青	425	増感紙
BaFCl:Eu	49.3	37.4	13*	紫	385	
LaOBr:Tm	49.3	38.9	20*	青白	360,460	
$YTaO_4$:Nb	59.8	67.4	11	青	410	(他に:Tmなど)
$BaSO_4$:Eu	45.5	37.4	6*	紫	380	
Gd_2O_2S:Tb	59.5	50.2	13	緑	545	増感紙蛍光板
ZnCdS:Ag	38.4	9.7/26.7	19	緑	530	蛍光板 I.I.出力面
CsI:Na	54.0	36.0/33.2	10	青	420	I.I.入力面
BaFBr:Eu	48.3	37.4	16*	紫	390	CR検出器

＊Cathode-ray

蛍光体には,無機化合物と有機化合物のものがあるが,実用されている大部分は前者であり,後者には蛍光染料や有機シンチレーターなどがある.

無機蛍光体には純粋な状態で発光する純粋型と,母体に微量の不純物(付活剤,activator)を添加することによりはじめて発光する付活型がある.純粋型の種類は極めて少ないが,増感紙用蛍光体であるタングステン酸カルシウム calcium tungstate ($CaWO_4$) は,X線発見の直後から今日まで永く用いられている.付活型には多くの種類があり,硫化亜鉛カドミウム:銀(ZnCdS:Ag)や,希土類蛍光体などがこれに属する.

ZnCdS:Agにおける発光光は,母体成分のZn量が多いほど青色光に,Cd量が多いほど赤色光にと大幅に変化するとともに,付活剤の種類や添加量によっても変化する.透視や間接撮影用蛍光板として古くから用いられて

きた．

　母体や付活剤に希土類元素（ランタノイド）を含むものは希土類蛍光体と呼ばれる．(1) K吸収端が $CaWO_4$ の 69.5 keV よりも低く，これ以下のエネルギー領域では $CaWO_4$ よりも吸収係数が大となるものが多い．すなわちX線吸収効率が高い．(2) 強い輝線スペクトル型発光を行うものが多く，発光効率も $CaWO_4$（約5％）の数倍高いなどX線用として優れた特徴をもち，中でも酸硫化ガドリニウム・テルビウム（$Gd_2O_2S:Tb$）は増感紙・蛍光板に多用されている（図2-7-b参照）．希土類増感紙は1970年代初めに登場した比較的新しい増感紙であるが，オルソフィルムの改善とともに，現在では $CaWO_4$ 増感紙に代わり主流となっている．

2．増感紙の構造

　増感紙は，支持体上に下塗り層を施し，その上に蛍光体層さらに保護層を重ねたものである．蛍光体層など各層の厚さはX線フィルムよりも一段と厚い．増感紙とX線フィルムをカセッテに納めた状態を図2-14に示す．増感紙は通常2枚1組の複増感紙としてX線フィルムを挟む形で使用され，X線管側をフロント増感紙（前面増感紙，front screen），反対側をバック増感紙（後面増感紙，back screen）と呼ぶ．

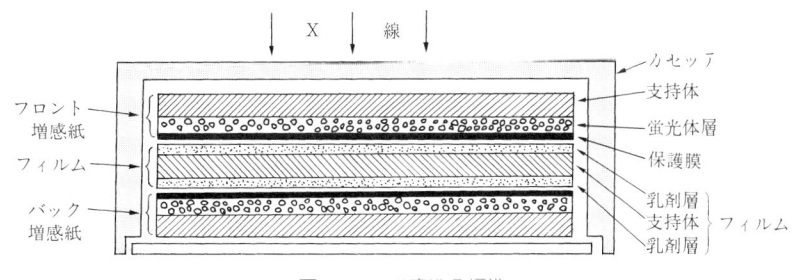

図2-14．増感紙の構造

　支持体には，かつては厚紙が使用されたが，現在では主にPETが用いられ，さらに白色・黒色に着色されて光反射層または光吸収層としての役割も担う．すなわち高感度増感紙では光反射層（白色）として感度を高め，高鮮鋭度増感紙では光吸収層（黒色）として鮮鋭度の向上が図られる．

蛍光体層は発光に係わる最も重要な部分で，数～10μmの蛍光体粒子をポリウレタンや硝酸セルローズなどの樹脂中に分散させたものである．従来は蛍光を有効に取り出すため，サイズの異なる蛍光体を多重層構造にしたものなども用いられたが，現在では高密度充填により薄膜化が図られている．異種の蛍光体を二層構造に塗布したものもある．

保護膜は感材の場合と同様，機械的損傷などから蛍光体層を保護するためのものでPETなどが用いられている．フィルムとの密着性は鮮鋭度に大きく影響するため，表面に微細な凹凸を施して密着に要する時間の短縮化を図っている．

フロントおよびバック増感紙の蛍光体層は，X線の利用効率を高めるために，それぞれ適正な厚さで塗布されており，一般にフロント側の方が薄い．フロント側では使用管電圧により蛍光体層の最適厚さが存在するが，バック増感紙では厚さが増すに従って輝度が増加しやがて飽和する（図2-15）．両者の厚さの比は使用X線の線質により変わるが，高電圧の場合はこの影響は少なくなる．

またフロント増感紙には端に増感紙名が記載されており，現像後にX線の方向がわかるようになっている．すなわち，フィルムを銘が読める向きに置いたとき，X線は裏方向から入射されたことを示す．

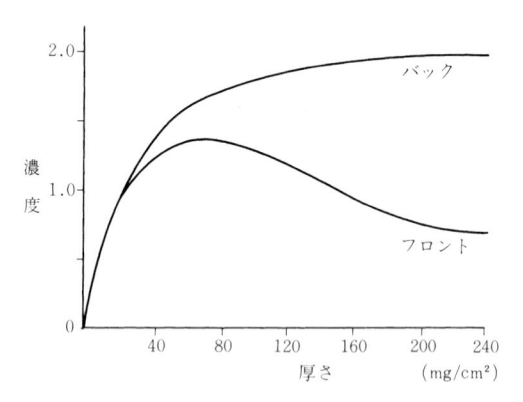

図2-15．増感紙の厚さとフィルムの濃度（60 kV）

3. 増感紙の特性

　増感紙の特性は，蛍光体の種類および粒子サイズ，蛍光体層の厚さや構造，全体的な構成などにより影響を受ける．

1) 感　度

増感紙の感度を高める，すなわち発光強度を大きくする因子としては，

(1)　X線吸収が大きく，発光効率の大きな蛍光体を用いる．
(2)　蛍光体の粒子を大きくする．
(3)　蛍光の吸収が少ない結合剤を用い，かつ使用量を少なくする．
(4)　蛍光体層の厚さを適正にする．
(5)　蛍光体層の下を白色にして光反射層とする．

などが挙げられる．

　増感紙は元来X線照射により使用されるため，感度を絶対値で表すことが困難であり，一般にある基準の増感紙・フィルムの感度を100とした相対感度で表すことが多い．このほか増感紙の感度を表すものに**増感率**（増感係数，intensification factor）がある．これは増感紙を用いないときと用いたときの，フィルムにある一定濃度（通常B＋F濃度＋1.0）を与えるに要する照射線量比で表すものである．これらの感度表示は測定条件により変動するため，ある一定条件における値を示すことになる．

　感度は使用管電圧に対して依存性があり，管電圧の上昇とともにほぼ感度も上がるが，特に 80 kV 程度以下では $CaWO_4$ 増感紙より $Gd_2O_2S:Tb$ 増感紙の方が変化が大きく，また高感度なものほど変化も大きい．

2) コントラスト

　フィルムや現像処理など増感紙以外の条件を一定にしたとき，同一蛍光体を用いたものでは増感紙の種類を変えてもコントラストは変わらない．したがって，コントラストを変えるにはフィルム側でこれを行う．また同一蛍光体のものでは，管電圧の上昇とともにコントラストは低下していく．

　異なる蛍光体のものでは，吸収効率や発光効率の違いからコントラストは変化する．

3) 鮮鋭度

　増感紙を用いると感度は著しく上がるが，蛍光体粒子はフィルムのハロゲ

ン化銀粒子に比べて数倍大きく，蛍光体層も厚いため，画質に及ぼす影響も大きい（第4章）．

　増感紙による不鋭の大きな要因に，感材の不鋭で述べたイラジエーションやハレーションと同様な，光の散乱や拡散，支持体からの光の反射がある．また複増感紙としてフィルムを両面から挟むと，蛍光体の発光はX線管側の乳剤層の感光とともに，光の拡散により反対側の乳剤層も感光させる．これは逆側からも同様である．この現象を**クロスオーバー効果 crossover effect**といい，感度は高めるが鮮鋭度を大幅に低下させる原因ともなる（図2-16）．

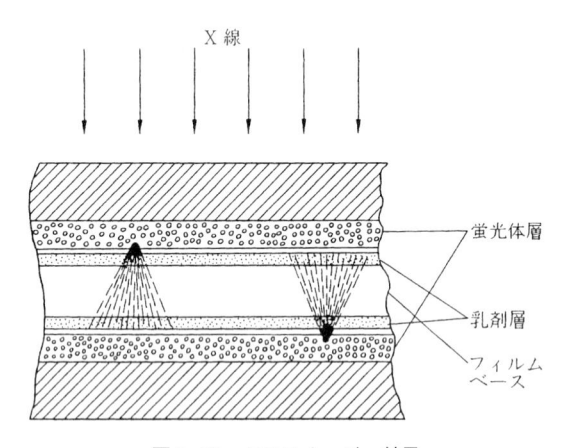

図2-16. クロスオーバー効果

したがって，鮮鋭度をよくするには，
(1) 蛍光体粒子を小さくして光の散乱を抑える．
(2) 蛍光体層を薄くして光の拡散を抑える．
(3) 蛍光体層の下を黒色にして光吸収層とする．
(4) 蛍光体層を着色して光の拡散やクロスオーバー光を抑制する．
(5) 保護膜を薄くして光の拡散を抑える．
などが挙げられるが，(1)〜(4)は感度を犠牲にしなければならない．

　4）粒状性
　写真の粒状性すなわちざらつき感は，現像銀粒子のランダムな集落（＝モトル mottle）の形成により知覚される．

K. Rossmann が示した X 線写真のモトル radiographic mottle の構成を図 2-17 に示す．スクリーンモトルは，増感紙に入射する X 線光量子の統計的ゆらぎに基づく**量子モトル** quantum mottle と，増感紙の蛍光体粒子の分布構造に基づく**構造モトル** structure mottle により形成される．X 線写真のモトルは，このスクリーンモトルに，現像銀粒子の分布であるフィルムの**粒状性**が加わって形成される．

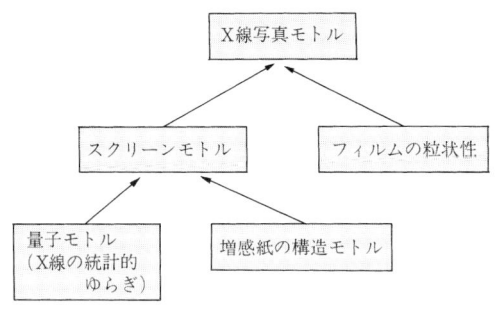

図 2-17. X 線写真の粒状性の構成

感度が高くなると必要な線量が減少するため，量子モトルの影響が増し，粒状性が目立ってくる．また一般に鮮鋭度が高いと，これらの影響がぼかされずに忠実に再現されることになり，かえって粒状性を目立たせることにもなる．

以上に述べたことから，感材の感度と画質特性は相互に関係が深いことがわかる．一般に量子モトルのウイナースペクトル（WS，第 4 章）は，次式で表される．

$$WS(u) = k \cdot (1/\bar{n}) \cdot G^2 \cdot MTF(u)^2$$

k：定数，$\bar{n}$：増感紙の単位面積当たりに吸収される平均光子数
G：フィルムのグラジエント

WS は粒状性を表す指標で，値が大きいほど粒状が大きいことを示す．$\bar{n}$ が少ないということは感度が高いことを示すため，これより大まかに，感度が高いほど，G すなわちコントラストが高いほど，また MTF が大きいほど（鮮鋭度がよいほど）粒状性は悪化することがわかる．したがって，感度・

鮮鋭度・粒状性はそれぞれ互いに相反する関係となり，すべてを一様に高めることは困難なことになる．

以上より，組み合わせ感度を一定とした場合には，粒状性のためには高感度増感紙と低感度フィルムの組み合わせが，鮮鋭度のためには低感度増感紙と高感度フィルムの組み合わせがよいことがわかる．

4．増感紙の種類

増感紙を使用すると感度は上がるが鮮鋭度は低下する．同一蛍光体のものでは感度と鮮鋭度は相反し，いずれかを良くしようとすれば片方は犠牲にならざるを得ない．このため使用目的に応じて，感度重視型・鮮鋭度重視型など各種の増感紙が供給されており，撮影部位・診断目的・撮影装置の容量などによって選択される．例えば骨の微細構造や微小な陰影などを描写するときには鮮鋭度が必要であるし，大線量を要する撮影や骨盤部の撮影など被曝量が問題となる部位には高感度のものを用いることになる．

以上の一般撮影用のほか，次のような特殊撮影用増感紙もある．

乳房撮影用増感紙　軟線撮影によるため増感紙による吸収をなくす必要からバック側のみで用いる．微粒子の希土類蛍光体が使用され蛍光体層も薄く，専用の片面オルソフィルムや低吸収カセッテと組み合わせて用いられる．

感度補償型増感紙　X線吸収の大きく異なる被写体コントラストの広い範囲を，1回の撮影で写真化する場合に用いる増感紙で，連続的または部分的に感度を変化させたものである．長尺カセッテに貼付して全脊堆・四肢の撮影用や，縦隔部の感度を部分的に上げた胸部撮影用がある．

高エネルギー用増感紙　ライナックなどの高エネルギーX線による撮影のためのもので，蛍光体層に鉛合金箔を裏打ちした**金属蛍光増感紙**などが用いられる．鉛箔により散乱線を低減させるとともに，鉛箔から発生する二次電子による蛍光により高い感度が得られるが，鉛箔だけの鉛箔増感紙もある．これらは非破壊検査などの工業用としても用いられる．

同時多層用増感紙　フィルムを適当な間隔で何層にも重ねて断層撮影を行えば，1回の撮影で深さの異なる多層の断層写真を得ることができる．このための専用カセッテとともに用いられるもので，3層用，5層用などがあり，断層面の間隔は5mmまたは10mmのものが多い．増感紙のX線吸収に

よる濃度低下を補償するために，下層になるほど高感度になるように設計されている．各層の濃度バランスは撮影管電圧により変化するので，指定管電圧で使用する必要がある．

このほかフィルムチェンジャ用に，搬送性を強化したり帯電防止処理を施したものや，病棟撮影用にパック全体を軽量化したものなどがある．

増感紙のサイズについてはJIS Z-4912に規定されている（表2-3）．

表2-3．医用X線増感紙の寸法

公称寸法 cm×cm	寸法および許容差 mm		厚さ(1) mm
	短辺	長辺	
13×18	128.0±1.0	178.0+1.0	0.50以上 1.10以下
18×24	178.0±1.0	238.0±1.0	
20×40	198.0±1.0	398.0±1.0	
24×30	238.0±1.0	298.0±1.0	
30×40	298.0±1.0	398.0±1.0	
35×35(2)	354.0±1.0	354.0±1.0	
35×43(2)	354.0±1.0	430.0±1.0	

注(1) 厚さは，フロントとバック増感紙の厚みを加算したものをいう．
(2) 公称寸法35×35cmおよび35×43cmは，14×14インチおよび14×17インチのセンチメートル換算値(35.6×35.6cmおよび35.6×43.0cm)を丸め，センチメートルの整数で表示した数値である．

5．増感紙の取り扱い

増感紙や蛍光板も感材と同様に敏感な化学製品で，ていねいに取り扱う必要があるが，これについてはX線フィルムと共通する部分も多い．特に増感紙からの発光は直接にフィルムに露光されるため，両者の間に介在するゴミや汚れは光の透過性に影響する．また両者の密着性は，カセッテの性能とともに鮮鋭度に大きく影響する．メーカーは使用に際しての劣化に対し1，2年を交換時期として推奨しているが，安価ではないためそうはいかない場合も多く，大切に取り扱っていくことも重要である．

(1) カセッテへのフィルム装填や取り出しを行うとき，フィルムが増感紙を激しくこすらないようにしないと，フィルムだけでなく増感紙を傷つける原因にもなる．

(2) 増感紙の汚れや傷は感光性だけでなく，増感紙を傷つける原因ともな

るため，定期的あるいは必要に応じてこれを除去することが重要である．専用のクリーナーを用いると汚れを容易に除去できるだけでなく，静電気の発生も防止できる．

(3) 増感紙とフィルムの密着性はカセッテの良否によることが多く，良質のカセッテを選ぶとともに，衝撃を与えないなどカセッテの取り扱いにも注意する必要がある．また高温・高湿下では増感紙表面に歪みを生じやすく，密着不良の原因になることがある．

6．蛍光板

蛍光板は主にミラーカメラ方式の間接撮影装置に用いられるほか，一部には透視観察用，蛍光板方式X線テレビ用にも用いられる．発光波長はそれぞれ間接用フィルムや視感度（ピーク約560 nm），撮像管の分光感度に合う特性を有している．胸部用に感度補償を施したものもある．

蛍光板の構造は増感紙とよく似ており，反射層を兼ねた支持体に蛍光体層を塗布したものである．蛍光体には，従来からZnCdS:Agが用いられてきたが，しだいに感度・鮮鋭度に優れるGd_2O_2S:Tbが多用されるようになってきた．

F．X線写真関連用具

1．撮影用フィルムカセッテ

X線フィルムは，一般的な撮影においては増感紙を貼付したフィルムカセッテに装填され使用される．JIS Z-4905「医用放射線フィルムカセッテ」に寸法や具備すべき条件・試験方法などが規定されているが，カセッテやフィルムチェンジャが保持すべき最も重要な条件は，フィルムを確実に遮光でき，増感紙とフィルムの密着がよいことである．このためバック側にはクッション材が貼付されている．

JISによるこのほかの条件を要約すると，

(1) 軽量で反りがなく十分な強度をもつこと．
(2) 前面はX線吸収が少なく（100 kVのX線に対して1.6 mm Al当量以下），X線吸収の均等な材料が用いられていること．

⑶ 後方からの散乱線を裏蓋で阻止するタイプのカセッテでは，裏蓋の総合鉛当量が100 kVのX線に対して0.13 mmPb以上であり，0.2 mmPb以上であることが望ましい．
⑷ 裏蓋は丁番による片開き式で，突出部がなく水平置きができること．
⑸ カセッテの中心線が前面および側面からわかるように明示する．
　従来 材質としてアルミが用いられていたが，軽量でX線吸収が少ないカーボン線維による樹脂を用いたものも普及している．
　カセッテには以上の標準タイプのほか，平面保持が不可能な部位用の曲面カセッテやフレキシブルカセッテ，四肢や全脊椎用の長尺カセッテ，同時多層断層用カセッテなど特殊なものもある（図2-18）．

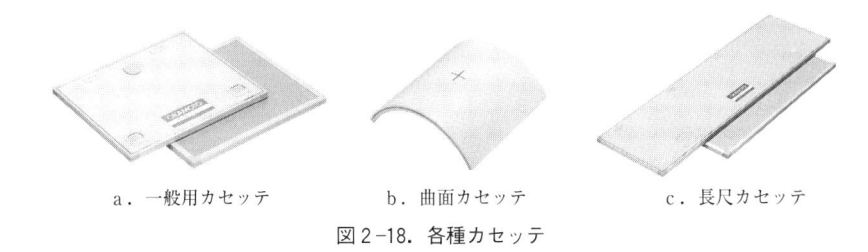

　　　　a．一般用カセッテ　　　　b．曲面カセッテ　　　　c．長尺カセッテ
図2-18．各種カセッテ

2．フィルム観察器

　X線写真に限らず医用画像ははとんどが透過像として記録されるが，シートフィルムの観察にはシャウカステン 独)Schaukasten が用いられる（図2-19）．これは蛍光灯の光を乳白色のプラスチック板を介して散乱させ，均一な面光源としたもので，JIS Z-4918「医用X線写真観察器」にもその規定があり，明るさを可変できるものを含め種々のタイプのものが市販されている．
　シャウカステンで重要な条件は，ちらつきがなく明るくてしかも均一性がよいことであり，部分的に輝度の大きな違いがあると，観察される濃度に変化を生じ観察に支障をきたす．JISによれば，昼光色または白色で，観察面中央部の輝度は $3,000\ cd/m^2$ 以上（輝度固定形）であり，最小輝度部は最大輝度部の50%以上の必要があるとしている．
　このほか特殊用途の観察器として，高濃度部観察用のスポットライトや，

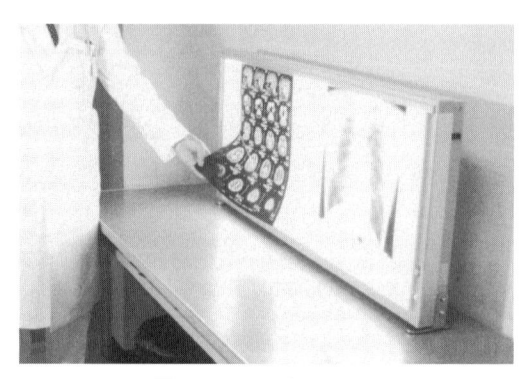

図2-19. シャウカステン

ロールフィルムを巻き取りながら観察できる構造にした間接フィルムビュア，シネフィルムの観察用には，小型スクリーンを備えフィルム搬送速度を可変できるシネプロジェクターなどもある．

X線写真の処理　3

　撮影後の潜像は，現像 development によって初めて還元銀による可視像となる．次いで定着 fixing によって乳剤中の未感光（＝未現像）のハロゲン化銀は可溶性の銀錯塩となって溶解除去され，水洗 washing により処理液や余分の可溶性生成物が乳剤層から除かれて，乾燥後 写真は完成する．これら一連の処理を写真処理 photographic processing，あるいは広義の現像処理という．

　X線写真の基本的な処理過程も黒白一般写真の場合と同一であるが，X線写真の場合は，取り扱うフィルムのサイズが大きい，仕上がったフィルムそのものが観察の対象となり焼付けなどによる調整の余地がない，現像は強力で高コントラストの処理方法がとられるなどの特有の問題がある．

　X線写真の処理は，歴史的にはバット現像（皿現像）やタンク現像による手現像が行われてきたが，大量かつ安定に処理する必要性から，現在では自動現像機による処理（以下 適宜 自現機や自現処理と略す）がもっぱらである．

　一般写真においても，カラー写真全盛の現在にあっては一部の専門あるいは芸術分野を除いて手現像に対する需要は少なくなった．しかし，自現処理においても基本的な処理過程や問題点は手現像と同じであり，写真処理の基本を理解するには手現像を中心に学ぶことが必然と考える．したがって，ここではまず感材を取り扱う暗室環境から出発して，次いで各処理過程とその写真化学的な意義を述べ，最後に自現処理と関連事項として廃液処理について述べる．

A．暗室設備

　感材が光に感じるものである以上，その取り扱いや写真処理は暗室で行わなければならない．自動現像機においても内部に光が漏れてはならないことは言うまでもない．

　かつてX線フィルムの手現像が行われていた頃は，現像手技ばかりでなく暗室の設計や設備が，フィルムの取り扱いや処理中の故障因となることも少なくなかった．自現処理時代となった現在，処理目的で暗室を使用することはなくなり，さらに明室化が普及してきたとはいえ，フィルム装填などの補助的作業のため暗室設備は必要である．

　暗室は敏感な感材を取り扱う場所であり，水や薬品などにより汚れやすい場所でもあるから，その構造・仕上げについては特別な配慮が要求される．暗室の配置や設計は，他の設備と比べややもすると軽視されがちであるが，撮影準備や写真仕上げの重要な段階であることを認識し，また暗い中での作業ということを念頭において，細部に至るまで合理的な設備・配置を考慮しなければならない．自現機設置時にも，電力や給排水，洗浄設備など十分に検討しておく必要がある．

1．暗室の構造

1）暗室の要件

⑴　**完全な暗室であること**　　当然であるが最も重要なことである．気付かぬところに漏光がある場合があり，全暗黒下で10数分位目をならしても完全な暗黒である必要がある．目の高さの漏光は発見されやすいが，作業台などフィルムを頻繁に取り扱う場所のチェックをはじめ，壁や天井の縦ぎ目・鍵穴・換気扇などにも注意が必要である．

⑵　**放射線に対する遮蔽が完全であること**　　放射線に対する遮蔽は，暗室作業時の被曝を防止することはもちろんであるが，感材を放射線から守るためにも必要である．暗室は多くの施設でX線撮影室に隣接して設けられることが多く，この場合 境の壁は当然鉛張りまたはコンクリートなどの遮蔽壁とし，放射線を完全に遮蔽しなければならない．特に高頻度にフィルムを

置く場所は，放射線によるカブリの試験をしておくのがよい．撮影室側においても，利用線錐を暗室側の壁に向けないなどの配慮が必要である．

(3) **暗室内設備の構造・配置を適切にすること** 暗室で写真処理を行おうとする場合は，床や壁などは耐水・耐薬品性にする必要がある．また，湿作業と乾作業はなるべく分離した配置とし，暗い中での作業であることを考慮して作業台なども合理的な配置にする．

(4) **換気と室温** 暗室作業は比較的狭い密閉環境で連続して作業が行われ，さらに処理液から湿気やガスも発生するため，換気設備が必要である．室温が写真処理に影響を及ぼす場合も多く，作業能率を高めるためにも空調設備が望ましい．

(5) **暗室の位置** 暗室は日常的に使われる場所であり，撮影室との連絡を十分考慮して，暗室出入りの労力をできるだけ少なくする合理的な位置に配置すべきである．このとき，明室と暗室の境にカセッテ交換箱（後述）を設置すると作業能率はさらに増す．

2）暗室構造の実際

(1) **床仕上げ** 床は水にぬれることが多く薬品などで汚れやすいので，防水・漏水対策が必要である．また，汚れが落ちやすく，しかも作業者がすべりにくいような材料を用いることが必要である．

(2) **壁，天井仕上げ** 壁は堅牢で滑らかな仕上げがよく，特に腰から下は耐水性の材料を使用するのがよい．壁と流しなどの接点はすき間がなく洗いやすい構造にしておく．壁の色は白または明色の耐水性塗料が適している．天井も壁に準じればよいが，暗室照明の反射を高めるため白色系がよい．

(3) **出入口** 出入口は，暗室の機能を継続させたままいつでも人が出入りできるように二重扉などにする（図3-1）．このとき，明室側と暗室側が同時に開かないように，暗室使用中である旨の表示や入室時のためのブザー，またはロックなどを工夫することが必要である．

2．暗室照明

暗室の照明には，普通の白色照明と，感

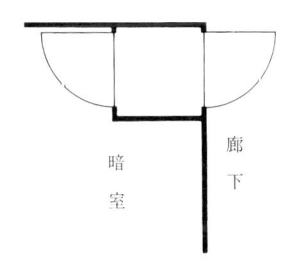

図3-1．暗室の出入口

材を取り扱う場合の安全照明の2種類の照明が必要である．

1）白色照明

　白色照明は感材を取り扱わない場合の照明で，高照度の局部照明と全般照明の明るさの異なる2種類の照明を準備しておくのがよい．暗室作業では明室・暗室の切り換えが頻繁であり，暗室にした場合の暗順応を早くするためと，明室にした場合に眩耀を感じないようにするために，全般照明は柔らかい光の照明がよい．

　また白色照明用のスイッチは，他のスイッチと区別して離れた所に取り付けたり，カバーで覆うなどして暗室作業中に誤って点灯させることがないようにする工夫が必要である．

2）安全照明

　安全照明も作業台などに対する局部的な照明と，全体照明用の2種類を準備するのがよい．

① 感色性と安全光

　感材はその感色性によってある波長域の光には感光するが，それ以外の波長域の光には感光しない．したがって暗室で感材を取り扱う場合，このような感色性以外の波長域の光，あるいは感度の低い波長域の光で照明すれば，感材を安全に取り扱うことができる．このような目的に用いる照明を**安全光** safelight という．

　したがって，安全光の選択を誤るとカブリを生じることがあるので注意しなければならない．大略的に，レギュラー感材であるガスライト紙には黄色系の，同じくクロロブロマイド紙には橙色系の比較的明るい安全光が用いられる．しかし同じレギュラーでも，X線フィルムは印画紙よりも格段に高感度なため，先の安全光から比べるとかなり暗いものとなる．間接撮影用や直接撮影用のオルソフィルムには暗赤色系の安全光が用いられるが，現在ではレギュラー・オルソ兼用タイプのものが多用されている．X線フィルムの感色性と安全光の発光スペクトルの関係を図3-2に示す．

　一方，ネガフィルムなどのパンクロ型感材は，原則として全暗黒で取り扱われる．分光感度の緑欠部を利用した濃緑色の安全光もあるが，感度が落ちた現像終期に短時間の照明が許されるだけである．

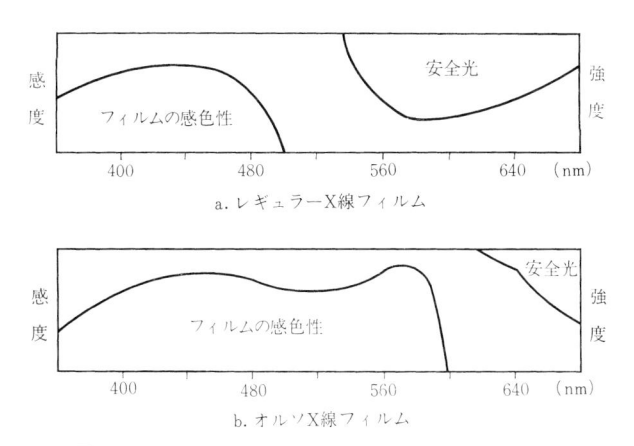

図3-2. X線フィルムの感色性と安全光のスペクトル

② 安全灯の使用法

　安全灯には，電球を着色したもの，電球や蛍光灯を収めた金属製ケースの窓にフィルターを挿入する構造になっているもの，あるいは蛍光灯を直接被覆したものがある（図3-3）．感色性の異なる種々の感材を取り扱う暗室では，複数のフィルターを備え，回転させて必要なフィルターを選択する構造のものも便利である．安全灯用フィルターには，ガラス自体を着色したものと，ゼラチンに色素を混ぜたものをガラス板ではさんだものがあり，感色性に応じ各種のものが市販されている．

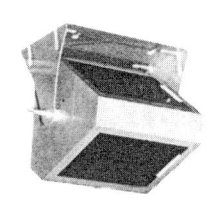

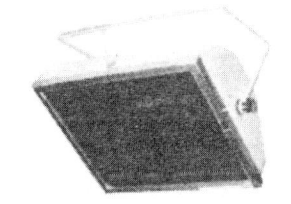

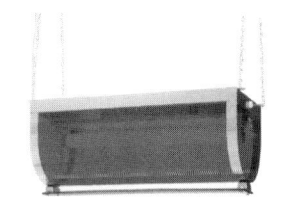

図3-3．各種の安全灯

　安全灯には適合する感材種のほか，使用電灯のワット数，フィルターから感材までの距離や安全な露光時間が指定されており，使用にあたってはこれを守る必要がある．安全灯の適否は感材の取り扱いにとって重要であり，こ

れが明るすぎるとフィルムにカブリを与え，反対に暗すぎると作業能率を低下させる．また，安全灯の安全性は，以上の条件のみでなく周囲の反射条件などによっても変化するので，使用に先だっては安全性の試験を行うのがよい．この試験は生フィルムを安全灯下の作業台上に置き，段階的に露光時間を変化させて露光し（一部露光しない部分も残しておく），これを標準現像して露光時間とカブリの関係から安全性を判断する．さらに経年変化により退色したりむらを生じたりするので，定期的に安全性を確かめる必要がある．カブリがあれば距離を離すなど改善を図ればよい．安全光に対する安全性は，ほぼ安全光の明るさと露光時間の積によって決まるので，迅速な作業で露光時間を短くすれば安全光を明るくすることも可能である．

3．付帯設備

1）作業台

　作業台は，一般用では引伸し焼付けなどの作業に用いられるが，医療施設ではカセッテやマガジンへのフィルム装填・取り出しなどを行ったりするためのもので，大きさや配置は作業能率をよく考えて設計・選択すべきである．作業台周りには生フィルムの保管箱やカセッテの格納棚などを造るとよく，このためのものも各種市販されている（図3-4）．台の色はフィルムとの対照をよくし，安全光のフィルムへの反射をさけるため暗色がよい（周辺部に白線を入れると境界を明示できる）．なお生フィルムの保管箱は明室で開けないための注意書きやロックが必要である．

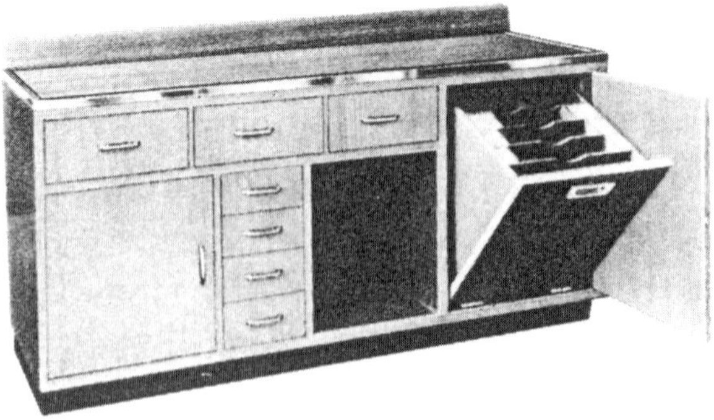

図3-4．作業台

暗 室 設 備　　73

2）カセッテ交換箱

　カセッテ交換箱は暗室・明室間の壁を通し，作業台付近に取り付ける．それぞれの側に扉を取り付けて二重扉として遮光し，互いに同時に開かないようにロックすることが必要であるが，これには機械式と電気式がある．また内部には撮影済みカセッテと未撮影カセッテを区分する隔壁も必要である．さらに明室側がX線撮影室の場合は鉛遮蔽を要する．図3-5に市販品例を示す．

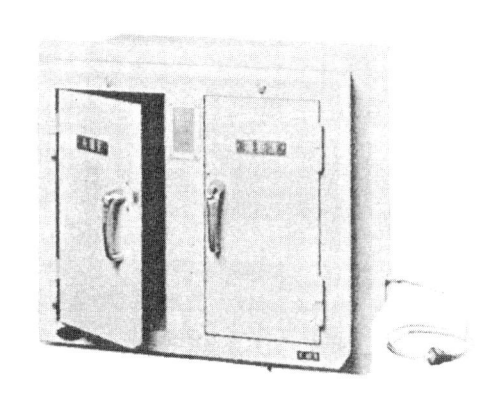

図3-5．カセッテ交換箱

3）現像タンク

　かつてX線フィルムの手現像が行われていた時代には，暗室の中には現像タンクやバットが置かれていた．現在 医療現場で現像タンクが用いられることはないが，歴史的な意味もあり簡単な説明にとどめる．

　現像タンクは，大きな外槽の中に現像槽・停止槽・定着槽などの，縦長で一般にステンレス製の処理槽（各20 l ～40 l ）が収められ，液温は外槽水の温度を自動調整するしくみになっていた（このため恒温タンクとも呼ばれた）．水洗タンクはこれらの別に設置されていた．

　フィルムは1枚ずつ，四隅をクリップで固定する構造の専用ハンガーに取り付け，処理槽に複数枚懸垂して処理された．作業者は大量のフィルムを暗室で，しかも失敗が許されない状況下で処理しなければならず，大変過酷な労働であったことが想像される．

4）流 し

流しは暗室内ではバット現像を行う際に必要であり，このときバットが複数枚並べられる十分な広さのものがよい．暗室で処理を行わなくなった現在，流しは自動現像機の処理ラックなどの洗浄用に明室側に設置されることが多い．このためには，ステンレスなどでつくられ，ラックなどの洗浄に十分な広さと深さをもち，大きめの耐食性排水口をもつものが要求される．

4．暗室用具

暗室で印画紙の焼付け〜現像を行う場合には，それらに関する種々の用具が必要であるが，これは省略する．

自現処理を中心とした医療現場で使用される暗室用具としては，フィルムの端に名前などを焼付けるネームプリンターや，自現機管理用の感光計（自現処理の項参照）などがある．

このほか，何らかの事情で手現像や後処理が必要になったときのために，バット処理を行う準備も必要であろう．印画紙の現像に準じて，バットや暗室時計，液温計ぐらいは用意しておくとよい．

バットはプラスチックやステンレスなどで作られた平皿で，各種のサイズのものが市販されている．印画紙現像用に処理液の温度を自動的に設定温度に保持できる恒温バットもある．暗室時計は文字板や針に蛍光塗料を用い，設定時間後にベルが鳴る方式のものがよく用いられるが，デジタル表示のものを使用すると，誤差の少ない正確な計測をすることができる．処理液の温度測定に使用する液温計には，正確度の高いものが望まれる．自現処理液の温度測定のためにも常備しておくべきである．

B．写真処理とその化学

写真処理は正確に調製された処理液を用いて，処理時間や温度を守り，処理ムラを防止するためによく撹拌することが肝要である．写真処理は，撮影から始まる一連の写真システムの最終仕上げであり，それまでの過程の成功の可否を左右する重要なものであることを常に認識しておく必要がある．

1. 現　像

　現像は写真特性や画質を最も大きく左右するものであり，写真処理の中でも特に慎重に行われなければならない．X線フィルムの手現像時代には，フィルムに対する露光量の過不足を現像で補正することが行われたこともあった．しかし一定の処理効果を期待するには，適正に露光されたフィルムを標準化された処理で仕上げることが必要である．

　現像効果に影響する主な因子として，現像液の組成，現像条件や現像液の疲労などがある．

1）現像液の構成

　現像液 developer は現像主薬と助剤が水に溶解されたもので，助剤は保恒剤・促進剤・抑制剤から成り，そのほか目的に応じて添加剤が加えられることもある．

①　現像主薬

　現像主薬 developing agent は，潜像核をもつハロゲン化銀の Ag^+ を Ag に還元する主体となるものである．現像主薬用還元剤は，感光したハロゲン化銀粒子のみを速やかに還元して黒化し，未感光の粒子に対しては還元しないか，還元速度が極端に遅いものでなければならない．このような特殊な還元作用を行うものは，多くの還元剤の中でも数少ない．

　現像主薬には無機と有機のものがあるが，一般には後者が用いられ，前者のシュウ酸鉄などは特殊な用途に限られている．

　さらに実用の有機現像主薬は，ベンゼンまたはナフタレンの誘導体が大部分であり，主にベンゼン核に**現像基**と呼ばれる還元性の置換基（水酸基（$-OH$），アミノ基（$-NH_2$），置換アミノ基（$-NR_1R_2$））を 2 個以上，パラ，またはオルトの位置に結合したものである．現像作用は現像主薬の化学構造により次のように変わる．

(1)　現像基は互いにオルトまたはパラの位置にある場合のみ現像作用をもち，メタ位では現像作用がない．またパラ位にあるものがオルト位のものよりも強力である．

(2)　以上は 3 個以上でさらに強力になるが，1, 3, 5 位では現像作用がない．

(3) 水酸基の方がアミノ基よりも強力である．アミノ基にアルキル基（−CH₃）が置換されるとさらに強力になる．
(4) 現像能力は現像液のpHによっても変化する．例えば2個の水酸基のみで現像作用を持たせるには，現像液のpHを9以上にする必要があるが，水酸基の1個以上をアミノ基などに置換すると，pH 9以下でも現像作用をもつようになる．

現在最もよく使用される現像主薬は，メトール，ハイドロキノン，フェニドンであり（図3-6），いずれも無色あるいは白色の針状結晶を呈している．

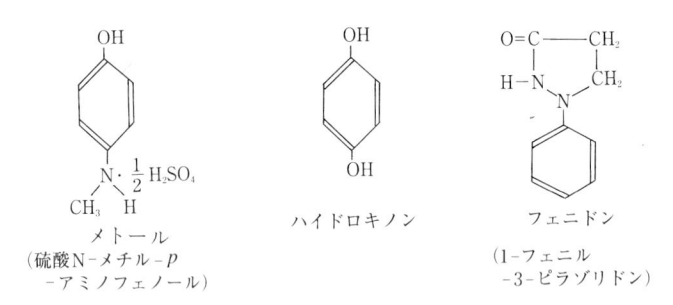

図3-6．現像主薬の構造式

a）メトール metol, M（硫酸 N-メチル-p-アミノフェノール）

メトールはAgfa社の商品名であり，メーカーにより種々に呼称されている．急性現像主薬に属し，現像初期に像が現れるまでの時間（誘導期）が短く，現像の進行が早い．高露光部も低露光部もほぼ同時に黒化が進行するため，結果 軟調な画像となる（図3-7-a）．低温でも能力低下は少なく，臭化カリウムの抑制作用を受け難い．メトールの比率を増したり単独で使用すれば軟調現像液となる．

b）ハイドロキノン hydroquinone, Q

メトールと対照的な性質をもち，緩性現像主薬に属する．すなわち誘導期が長く，高露光部が先に黒化，低露光部は遅れて黒化を始め，結果 硬調な画像を形成する（図3-7-b）．臭化カリウムの抑制作用を受けやすく，現像温度の影響も大きい．単独使用のものは硬調現像液となる．

ハイドロキノンは液中でハイドロキノンイオンに解離し，銀イオンと次の

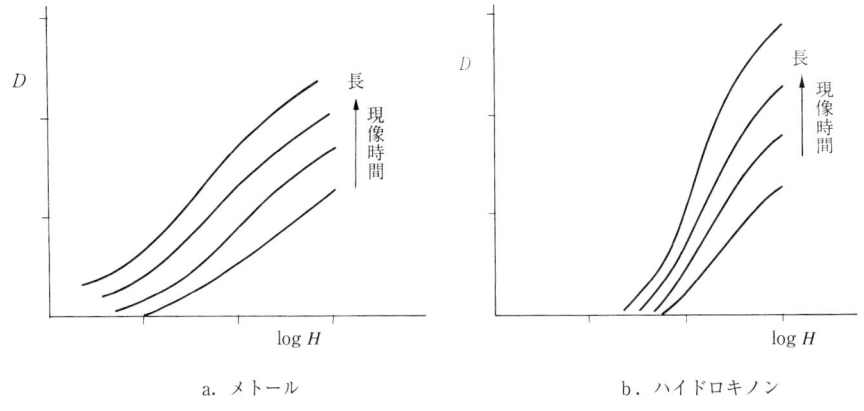

図3-7. 現像進行特性

a. メトール   b. ハイドロキノン

ような還元反応を示す.

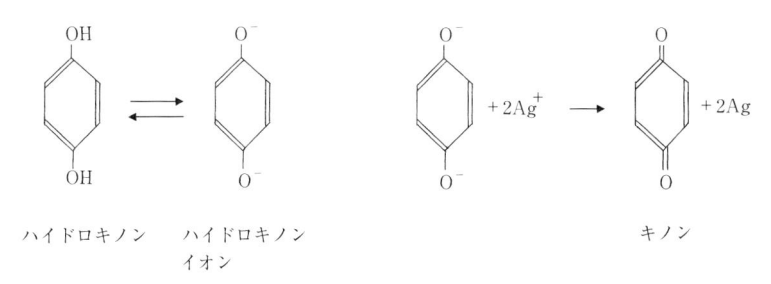

ハイドロキノン　　ハイドロキノン　　　　　　　　　　キノン
　　　　　　　　　イオン

　水酸基をもつ現像主薬は，アルカリ下でこのように陰イオン化してハロゲン化銀と反応し，自らは酸化体となる．一方，ハロゲン化銀と反応しない場合も，液中の酸素との反応によりやはり酸化体に変化する．

　c）フェニドン phenidone，P（1-フェニル-3-ピラゾリドン）

　フェニドンはIlford社の商品名で，1952年に発表された比較的新しい急性現像主薬である．性質はメトールとよく似ており，単独使用ではメトールより現像能力は低いが，次に示すような優れた特長をもつ.

　現像主薬は単独で使用されることは少なく，メトールやフェニドンはハイドロキノンと併用したMQ処方やPQ処方として用いられることが多い．このとき黒化度や現像速度において，単独使用時におけるそれぞれの和を上

回る大きな効果が得られるが,これを**超加成性**super additivityという.また併用時には,MやPの中間酸化体がQや,その中間酸化体(セミキノン)によって再び元の主薬に再生・回復されるとされ,この性質はPQで強い.

PQ処方はMQより高感度で優れた特徴をもち,MQと同様の特性を得るには,フェニドンの使用量はメトールの1/10～1/5程度でよい.液の疲労も少なく,回復も速やかで耐久性がよい.また増感現像液として感度を上げるわりには粒状性も比較的劣化しない.このため調合現像剤や自現機用剤にはほとんどフェニドンが使用されている.

d)その他

現在一般に用いられることは少ないが,歴史的なものに次のようなものがある.**ピロガロール**pyrogarol(パイロpyro,焦性没食子酸)は最古の現像主薬の1つで,緩性で低露光部の描写がよく,肖像用として長い間営業写真家に親しまれてきた.**アミドール**amidolは強力な急性現像主薬で,アルカリなしでも十分な能力をもち,主に印画紙用に使用された.以上の現像液は保存性が悪かった.**写真用グリシン**glycineは,低カブリで陰影部の描出もよく,印画紙に用いると独特の温調な色調を与える緩性現像主薬で,液の保存性もよい.クリーム状の濃厚現像剤としても利用される.

カラー写真の発色現像主薬については第6章で述べる.

② 助　剤

a)**保恒剤** preservative　　還元剤である現像主薬は,ハロゲン化銀との現像反応のほか,液中の酸素によっても酸化され,還元力が次第に低下していく.保恒剤はこの主薬の酸化を防止するために用いられるもので,酸化防止剤とも呼ばれる.

一般に亜硫酸塩が用いられ,(1) $2SO_3^{2-} + O_2 \rightarrow 2SO_4^{2-}$ による反応で自ら酸化されて液中の酸素量を減らすほか,(2) 酸化促進物質となる主薬の酸化体と反応,これをスルホン化して無害にしたり,(3) (2)をハロゲン化銀近傍から除くため,現像を促進したり汚染を防止したりする役も果たす.(4) またハロゲン化銀溶解剤として,微粒子現像液では微粒子化の機能ももつ.

最も多用されるのは亜硫酸ナトリウム(Na_2SO_3, SS)であり,このほか,亜硫酸水素ナトリウム($NaHSO_3$),二亜硫酸ナトリウム($Na_2S_2O_5$)や,高溶解度で自現機用剤に用いられる亜硫酸カリウム(K_2SO_3)などがある.

b）**促進剤** accelerator　　現像主薬のみでは還元力は極めて弱いが，水酸基をもつ主薬はアルカリ（pHの上昇）の存在下で主薬イオン濃度が増加し，現像能力は急激に増す．このために用いるアルカリ剤を促進剤という．

現像液のpH値はアルカリの種類と量により調整されるが，同じpHでも緩衝作用の違いにより同じ現像効果が得られるとは限らず，併用されることも多い．また一般にpHが高いほど現像作用は強いが，あまり高くし過ぎると写真特性が強く出すぎたり，粒状性を悪化させたり液の劣化を早めたりする．またアルカリは，乳剤膜のゼラチンを膨潤させて現像液の浸透をよくする作用がある．

最も多用されるものは炭酸ナトリウム（Na_2CO_3, SC）であり，1水塩のものが使いやすい．強力現像液には水酸化カリウム（KOH），水酸化ナトリウム（NaOH）などの強アルカリ剤が，微粒子現像液には弱アルカリ剤として，メタホウ酸ナトリウム（$NaBO_2 \cdot 2H_2O$），ホウ砂（四ホウ酸ナトリウム，$Na_2B_4O_7 \cdot 10H_2O$）などが使用される．メタホウ酸ナトリウム製剤は，コダルク（コダック）やナボックス（フジ）などの商品名でも知られる．

図3-8にアルカリ量の現像効果への影響例を示す．

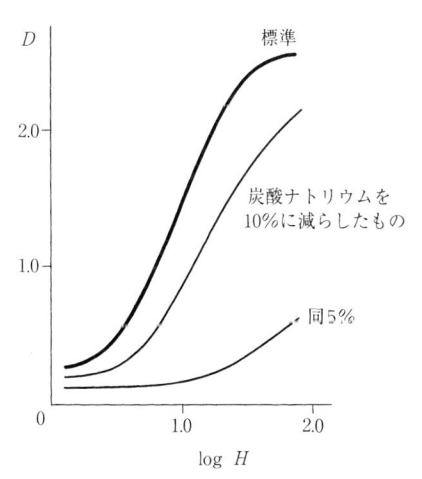

図3-8．アルカリ量の影響
（X線フィルム—FD-111手現像）

c）抑制剤 restrainer　　現像の進行を抑制しカブリを防止するため，カブリ防止剤とも呼ばれる（図3-9）．無機と有機のものがあるが，通常 無機の臭化カリウム（KBr）が多用される．現像液中の臭素イオンはハロゲン化銀の電離を妨げ，また結晶表面に吸着して負の荷電障壁をつくり現像液の接触を遅らせるとされる．抑制効果は液のアルカリ性が弱いほど強く，またハイドロキノンに対しても強く作用する．

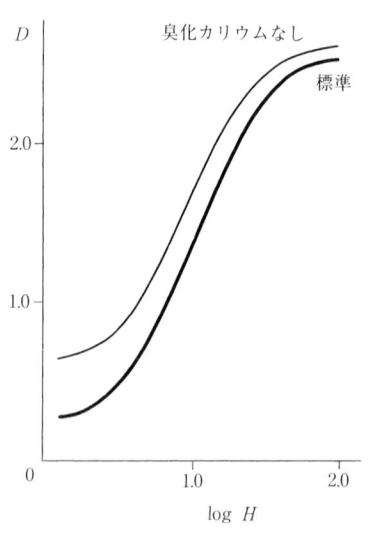

図3-9．抑制剤の影響
（X線フィルム―FD-111手現像）

有機抑制剤は，ハロゲン化銀結晶表面あるいは現像核に吸着し，難溶性・非還元性の錯体をつくって現像の進行を抑制するとされ，ベンゾトリアゾールやベンズイミダゾール類などが用いられる．これらは臭化カリウムの抑制作用を受け難いフェニドンに対しても有効であり，PQ現像液に加えられることが多い．

d）その他の添加剤　　目的により種々のものが使い分けられる．

高温迅速処理である自現処理では，膜の膨潤軟化による傷つき対策や乾燥効率を上げるため，グルタルアルデヒドなどの**硬膜剤**が添加される．

現像液の溶媒として用いる水は，通常の水道水や飲用井戸水で十分であるが，CaやMgの塩を多く含む硬水や，ゼラチンから溶出するCa分は，現

像液の炭酸塩や亜硫酸塩と反応して難溶性の付着物をつくる．これを可溶化するものが**硬水軟化剤**であり，自現機用としてEDTA（エチレンジアミン四酢酸）やDTPA（ジエチレントリアミン五酢酸）などの有機キレート剤が用いられる．

このほか，増感用添加剤やpH緩衝剤，凍結防止剤などがある．

2）**現像液の種類と処方例**

感材の種類が多いように，これらの特性を活かすための現像液の種類も多く，写真メーカーを中心に数多くのものが公表されている．組成中で写真特性に最も大きく影響するのは，主薬とアルカリの種類・量である．現在では現像液に限らず市販の調合剤を用いることが多く，単薬処方による自家調合はあまり行われないが，現像液の基本を理解するために種々の現像液の特徴を知っておくことは必要である．

① **黒白ネガフィルム用現像液**

ネガフィルムは引伸し焼付けが前提であるため微粒子現像が望ましく，一般に亜硫酸塩を多く含む構成となっている．また広いラチチュードを活かす必要から，ハイドロキノンの量も比較的少なく，弱アルカリ剤を用いて緩やかに現像を進行させるものが多い．また現像温度や時間の影響も小さい．

特に大きな引伸しをしない場合に使用される代表的な処方に，E.K.（コダック）D-76（表3-1-a）があり，各社のフィルムの標準現像液もこれに類似した組成のものが多い．

これらの標準的な処方のほか，目的により以下のような処方のものも用いられる．

増感現像液はフィルムの露出不足を現像によって補おうとするもので，メトールを増量したり強アルカリ剤を使用したものなどがある．

写真のコントラストを変えるには，現像時間や温度の調整によってもある程度は可能であるが，相対的にメトールやフェニドンを増したものは**軟調現像液**，ハイドロキノンを増せば**硬調現像液**となる．

また通常 現像温度は手現像では20℃が標準とされるが，現像温度と時間の相互操作により，15℃（このとき現像時間は約1.6倍に延長）～25℃（現像時間は約0.6倍に短縮）では，ほぼ標準的な仕上がりが期待される．**高温現像液**は高温時のゼラチン膜軟化対策として，硫酸ナトリウムやミョウバン

類の硬膜剤を添加したものであり，低温現像液は強アルカリ剤を用い，必要によりエチレングリコールなどの凍結防止剤を加えたものである．低温現像に適したアミドールを主薬にした処方もある．

現像温度を上げれば現像時間を短縮することができるが，迅速現像液は極めて短時間に現像を行えるものをさす．20℃で10～60秒ほどで現像できる．

② 印画紙用現像液

印画紙はネガフィルムに比して一般に乳剤粒子が微細で乳剤層も薄いため，一連の写真処理が短時間ですむ．また引伸し用は亜硫酸塩の溶解作用を受けやすい塩化銀を含んでいるため，この量を抑えた処方が多い．代表的な処方にE.K.D-72（表3-1-b）がある．かつては万能現像液と呼ばれ，ネガフィルムから印画紙に至るまで，希釈度や現像条件を変えて共用されたこともあるが，現在は印画紙専用に用いられることが多い．

③ X線フィルム用現像液

X線フィルムは高感度・高コントラストな乳剤設計であり，現像液も強力で高コントラストのものが用いられる．自現処理用をはじめ，手現像でも市販の調合剤が用いられることが多いが，単薬調合による使用液や補充液の処方例もいくらか公表されており，そのMQ処方の1例を表3-1-cに示す．

調合剤は大量処理に適し保存性に富むPQ処方であり，手現像用のものと自現処理用のものがある．さらに手現像用には，バット処理用の粉末タイプ

表3-1．現像液の処方例

	a．黒白ネガフィルム用（E.K.D-76）	b．印画紙用（E.K.D-72）	c．X線フィルム用（富士FD-111）
温湯（約50℃）	750ml	750ml	750ml
メトール	2g	3g	4g
無水亜硫酸ナトリウム	100g	45g	60g
ハイドロキノン	5g	12g	10g
炭酸ナトリウム（1水塩）		80g	53g
ホウ砂	2g		
臭化カリウム		2g	2.5g
水を加えて全量	1,000ml	1,000ml	1,000ml
使用法	原液のまま	2～3倍に希釈	原液のまま
現像温度	20℃	20℃	20℃
現像時間	5～10分	フィルム3～6分 印画紙　～2分	4～5分

とタンク処理用の濃厚液タイプのものがある．自現処理用は，濃厚液タイプと一部には錠剤型もあるが，通常 自現機に指定されたものが用いられ，内容は一般に公表されていない．

④ 1浴現像定着液

現像液に定着剤を添加した組成をもち，両処理を1浴で同時に進行させるもので処理が簡便に行える．歯科用フィルムでは遮光防水包装中に注射針で本液を注入して現像することもできる．1浴現像定着処理では，現像と同時にハロゲン化銀が可溶性銀塩となって乳剤層に拡散，これが銀イオンの供給源となって溶解物理現像が促進されるため，普通の現像よりも溶解物理現像の割合が増加する．

本処理では感材の種類によって現像・定着の進行速度のバランスが変わるため，感材によって処方を調整する必要があり，感度の低下やカブリが増加するなどの欠点もある．

3）現像液の調製

① 溶解水について

現像液は正確に調製される必要があり，用いる調製用の容器も清浄で耐食性のものでなければならない．また，溶解水はできるだけ不純物を含まないものが望ましい．これは特に井戸水で問題となり，硬水の場合には前述のような硬水軟化剤を用いる必要もある．使用水の適否についての簡単な試験は，蒸留水で溶解した現像液を写真的に比較するとよい．水質の実用的限界として表3-2のような値がコダック社より発表されている．

溶解する水の温度や量は指示通り守らねばならない．一般に粉末剤の溶解には50℃程度の温湯を用いるが，温度が低過ぎると溶解が困難であったり，高過ぎると化学変化が促進されて現像能力が低下することがある．濃厚液状の調合剤の溶解には常温水を用いる．いずれの場合もいったん溶解に必要な適当量を用意し，薬剤溶解後にさらに水を加えて規定量にする．

② 薬品の溶解順序

単薬処方によって調製する場合は，任意の特性の現像液を作ることができる利点があるが，各単薬の純度・秤量誤差・調製方法などには十分注意しなければならない．調製方法については，溶解順序（処方例では表の上から順）を守り，薬剤を徐々に投入しながら十分な攪拌を繰り返し，前薬の完全

表3-2. 不純物の実際的な限界値 (コダック資料より)

種　　類	最大限または範囲 ppm (10^{-6}g/l)
色または不純物	なし（観察することで）
可溶性固形物	250
ケイ素化合物	20
pH	7.0～8.5
硬度（$CaCO_3$換算）	40～150（低い方がよい）
銅	0.1
鉄	0.1
マンガン	0.1
塩素	2.0
塩化物（黒白写真用）	25
塩化物（カラー写真用）	100
重炭酸塩	150
硫酸塩	200
硫化物	0.1

な溶解を確認して次の薬剤を投入するなど，慎重に調製していく必要がある．これらを怠ると凝固を起こして溶解不能や使用不能となることがある．また空気酸化を防止するため，できるだけ泡立てないなどの配慮も必要である．

一般的な溶解順序を示すと，

(1) 通常 保恒剤の後に現像主薬を溶解するが，メトールは亜硫酸ナトリウムの溶液には溶解し難く，この前に溶解する．
(2) フェニドンは単独では酸化しやすく，ハイドロキノンの後に溶解する．
(3) 保恒剤と現像主薬が完全に溶解した後に促進剤を溶解する．保恒剤の存在なしに現像主薬と促進剤を直接混合すると，現像主薬が急激に酸化し，現像能力が損なわれる．
(4) 抑制剤である臭化カリウムの溶解順序は特に限定されないが，一般に最後に溶解する．

一方，調合剤は成分同士の相互作用による変質を避け経時安定を図るため，複数に分包してあることが多い．これらは単薬の準備や秤量の手間がなく，説明書通りに調製すれば均一な現像液ができるが，溶解に際しては単薬処方における場合に準じて，やはり慎重に調製されるべきである．

③ 現像液の保存

現像液は調製直後は不安定な場合が多く，しばらく保管しておく必要がある．使用後のまだ十分な現像力をもつ現像液についても同様であるが，保存時にはできるだけ空気酸化による劣化を防ぐような措置をとらねばならない．そのため，容器は清浄な褐色瓶で，液で満杯になるような適当な容量のものを用い，密栓をして冷暗所に保存するのがよい．また現像液は濃厚な状態のまま保存し，使用時に希釈するのがよい．自現機の補充液タンクには浮蓋などを用いて空気との接触を可及的に避ける工夫も必要である．

4）現像条件の影響

同一現像液で現像しても，現像温度と現像時間によって写真特性は大きく変化する．この2つが現像条件の主な因子であるが，このほか攪拌の影響も無視できない．

乳剤粒子の黒化は，1粒子内で現像銀が成長していく過程と，黒化銀粒子の数的な増加による過程に分けて考えることができる．実際の現像ではこれらが複雑に絡み合っており，現像進行の変化を単純な図式で表すことは困難であるが，過度の現像条件では現像銀の成長が進みすぎて粒状性が悪化するので注意しなければならない．

① 現像時間の影響

たとえば印画紙の現像進行を観察すると，像出現までにはある程度の時間を要し，その後は高露光部から先に黒化が始まり，加速度的に黒化が進行しながら，時間経過とともに次第に低露光部からも黒化が始まる．したがって，コントラストは時間とともにある程度までは増加していくが，その後はカブリの増大とともに次第に低下していく．

X線フィルムの手現像における現像時間の影響例を図3-10に示す．以上に述べたことが特性曲線の変化からもよくわかる．感度やコントラストが適切で，それほどカブリを生じない点で使用するのがよく，これはほぼ使用液の標準現像時間（4〜5分）と一致している．

印画紙現像などで現像の進行状況を確かめるために，現像中の感材を頻繁に持ち上げて安全光に近づけて観察したりすると安全光によるカブリを生じたり，空気カブリを生じたりすることがあるので注意を要する．元来 暗室内では肉眼での判定は困難であり，現像の打ち切りは計時による方がよい．

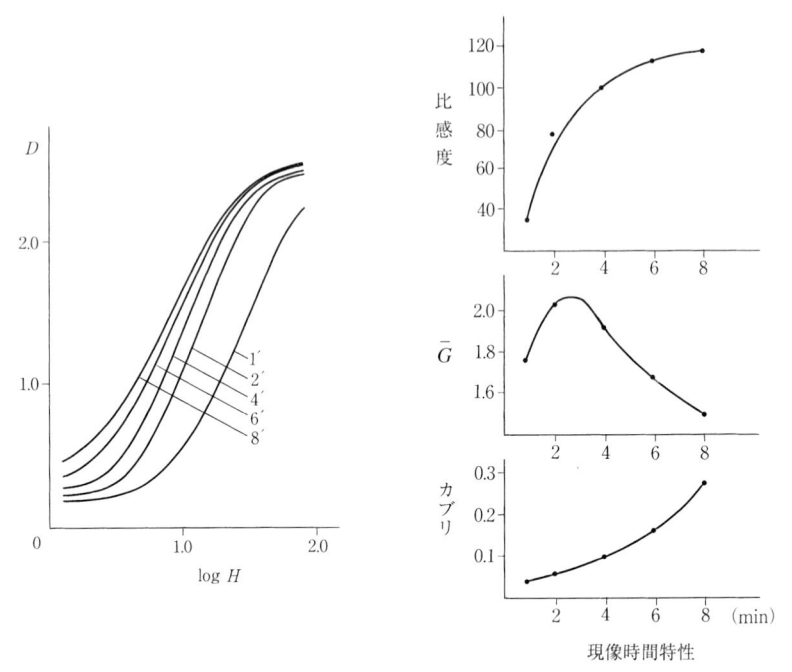

図 3-10. 現像時間の影響
(FD-111・20℃一定)

② 現像温度の影響

　化学反応は一般に高温になるほど促進されるが，現像においても同様である．X線フィルムの手現像における現像温度の影響例を図3-11に示す．現像時間の影響と似た傾向を示すが，温度の上昇とともに比感度やカブリが増加する．高温になり過ぎると粒状性が悪化するとともに，乳剤膜が軟化して損傷しやすくなり，逆に低温になり過ぎるとハイドロキノンの作用が低下して現像液の均衡が崩れ，現像時間を延長しても十分な濃度が得られなくなる．

　バット現像で液温を調節する簡便法として，温水または氷を用いて温度を調節した水槽の上に現像バットを浮かべる方法があるが，恒温バットを使用すればより温度管理の精度がよい．

　図3-12にX線フィルムの自現処理における温度特性の1例を挙げるが，

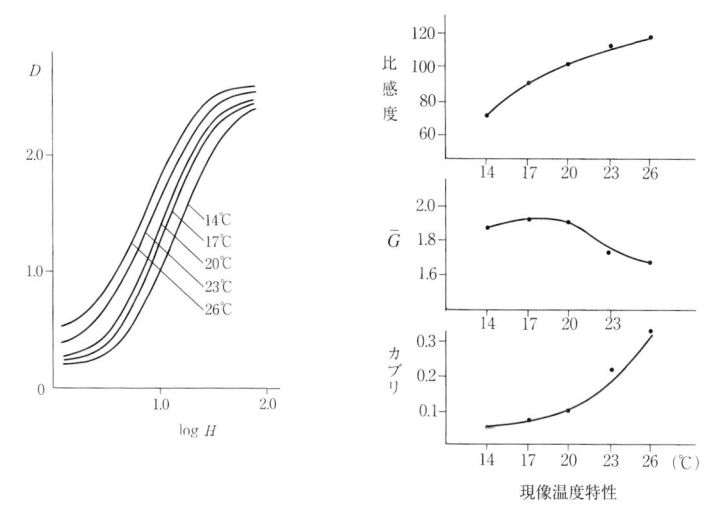

図 3-11. 手現像における現像温度の影響
(FD-111・4′一定)

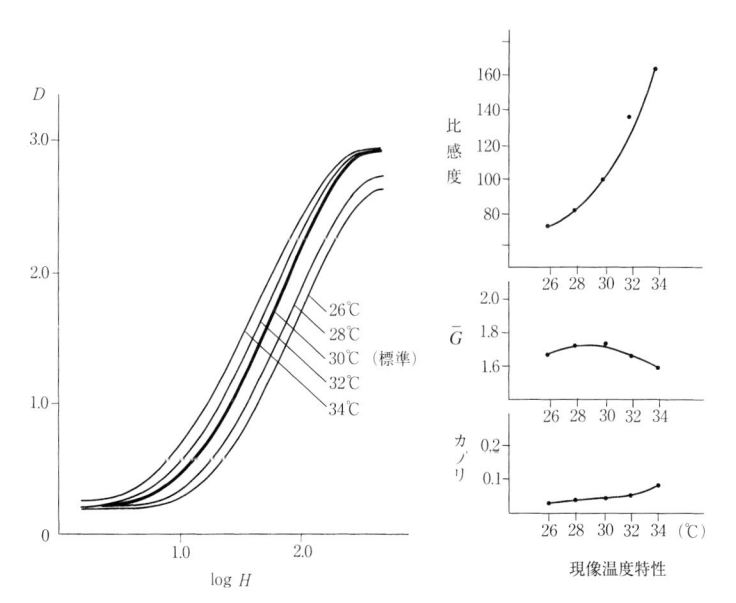

図 3-12. 自動現像機における現像温度の影響
(処理時間 3.5′のもの)

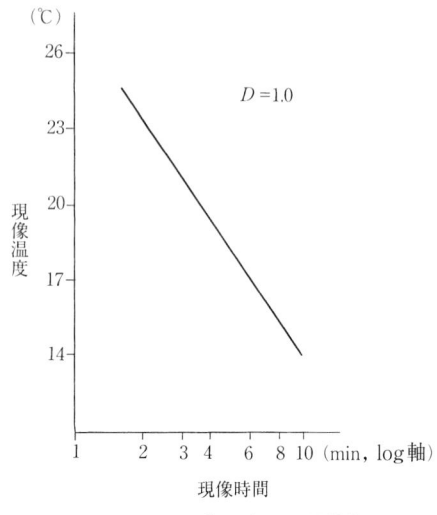

図 3-13. 現像温度—時間特性
(X線フィルム・FD-111)

先に述べたものと同様の傾向を示している．平板型粒子を用いた乳剤では，現像条件に対する依存性もさらに少ないとされる．

以上に述べたことから，現像温度の高低に対しては現像時間を増減することにより一定の現像特性が得られることがわかる．同等の現像特性を得るための現像温度と現像時間の関係を示したものを現像温度－時間特性という（図3-13）．手現像では常用の材料についてこの関係を求めておけば，現像温度が若干変化しても現像時間を増減することにより，ある程度標準と同様の仕上がりを期待することができる．

③ 攪拌の影響

現像中 攪拌を怠ると，感材面に付着したゴミや気泡，感材どうしの接触などにより現像むらを生じたりするだけでなく，乳剤膜中での液濃度の不均等により後述する隣接効果を生じたりする．現像液にフィルムを浸漬したら，最初の数10秒間はよく攪拌して現像液を乳剤膜に十分に浸透させ，その後は定期的に攪拌するとよい．ただし，過激な攪拌はすり傷がでたりするので注意を要する．

5) 現像液の疲労と補充
　① 現像液の疲労

現像液は使用するにつれて次のような変化が起こる．
⑴　現像主薬が現像反応や空気酸化で消耗し，酸化生成物が生じてくる．
⑵　同様に助剤が消耗し，促進剤の消耗によりpHが低下してくる．
⑶　感材中のハロゲンイオンが溶出して液中に蓄積する．
⑷　感材による液の持ち出しや水分の蒸発により減量する．

　現像液は現像を行わなくても次第に還元力が低下し，特性も変化してくる．すなわち疲労現象 exhaustion を起こし，肉眼的にも褐色に変化する．さらに停止液や定着液のわずかな混入によっても，カブリの増加や濃度低下などをきたし現像能力を低下させるので注意を要する．

　疲労度は処理枚数だけでなく，処理した感材の平均濃度にも影響する．すなわち，露光量の多い感材を数多く現像した液と，露光量の少ないものを多く現像した液では前者の方が疲労度が大きい．医療施設で例えれば，胸部の写真を多く現像するものと，骨や消化管造影の写真を多く現像するものに相当するであろう．

　疲労現像液を使用すると現像不足になるだけでなく，酸化生成物による**酸化汚染** oxidation stain の原因ともなる．汚染とは乳剤膜に広範囲に着色がおよんだ状態をいう．自現処理では，いうまでもなく定期的にセンシトメトリを行って現像能力を把握することが重要である．

　現像液の疲労対策としては，
⑴　一定枚数を処理した現像液は疲労現象が顕著になる前に廃棄する．
⑵　現像能力の低下に対し，現像時間を延長して補正する．
⑶　補充液を追加して現像能力を可及的に一定に保つ．

　⑴の方法はバット現像など少量処理の場合には有効であるが，不経済でもある．⑵の方法では写真濃度の補正はある程度可能であるが，液中のハロゲンイオンの増加は現像液の組成を変えてしまう．⑶の方法が一般的であり経済的にも有利である．

　② 現像液の補充

　補充液 replenisher は，フィルムについて持ち去られる減量分の補充とともに，現像液の能力を保持するために用いられる．補充液の組成は母液（ラ

表3-3. 現像液（母液）と補充液の比較

	現像液（E.K.D-19）	補充液（E.K.D-19R）
温湯（約50℃）	500ml	500ml
メトール	2 g	4.5g
無水亜硫酸ナトリウム	90g	90g
ハイドロキノン	8 g	17.5g
炭酸ナトリウム（1水塩）	52.5g	52.5g
水酸化ナトリウム		7.5g
臭化カリウム	5 g	
水を加えて全量	1,000ml	1,000ml
使用法 現像温度 現像時間	原液のまま 20℃ 5分	フィルム500cm^{2}に対して，25mlの割合で補充する．

ンニング液）よりも現像主薬と促進剤を多量に含み，抑制剤は含まない．表3-3にX線フィルム用手現像処方例を示す．

　補充液の追加による現像液の回復度は，補充液の濃度および補充量によって調整される．補充量については，感材に持ち去られる液量に相当する量を追加すれば，現像液の水位を一定に保つことができる．したがって補充液の濃度は，処理枚数に応じた疲労に対しこれを回復させる濃度とすればよいことになる．このように母液の減量分と同量の補充液を追加する方法をtopping up法といい，手現像で多用される．手現像では四切サイズのX線フィルム1枚が持ち出す液量を約30mlとし，指定の補充液はこれを基準に現像能力を一定に保つ濃度になるよう規定している．また補充頻度は少量ずつ，たびたび加えるのがよい．

　自現処理で用いられている補充方法は，フィルム挿入口で検出されたサイズに応じて自動的に補充を行い，増量分をオーバーフローにより捨てるというものである．自動現像機ではローラーによるスクイズ効果により，フィルムが持ち出す液量はわずかであるが，あらかじめこれより多めの補充液を追加する．このように使用液をある程度捨てて，捨てた分と消費した分とを加えた量の補充液を追加する方法をbleed法という．

　補充液を使用しても現像液の特性をいつまでも一定に保つことはできない．すなわち補充にも限度があり，それぞれの補充液に指定されているが，一般に手現像では母液と同量程度の補充液を追加した時点で，新液と取り換える

のが適当である．自現処理の場合は，日常行われる現像液管理の結果により母液の交換が行われる．処理枚数の少ない場合や小型の自現機では，空気酸化による疲労の影響が大きく，補充量を多めにしたり母液の交換を頻繁に行うなど注意を要する．また，補充液自体の空気酸化による疲労にも配慮する必要がある．

6) 現像における隣接効果

　画像の境界部において，現像液疲労の局部的な相違によって均一な現像が行われない結果，画像濃度の部分的な変化や画像位置の変化などが起こる現象を隣接効果 adjacency effect という．

　画像境界部の高露光側では，低露光側からの新鮮な現像液の拡散によって濃度が通常より高くなり，低露光側では逆に高露光側からの疲労現像液の拡散によって濃度が通常より低くなる．前者をボーダー効果 border effect，後者をフリンジ効果 fringe effect と呼ぶが，隣接効果は両者に起因する現象である．したがって，画像の輪郭では隣接効果により輪郭が強調されて鮮鋭度が高められることがあり，これをエッジ効果 edge effect という（図3-14）．

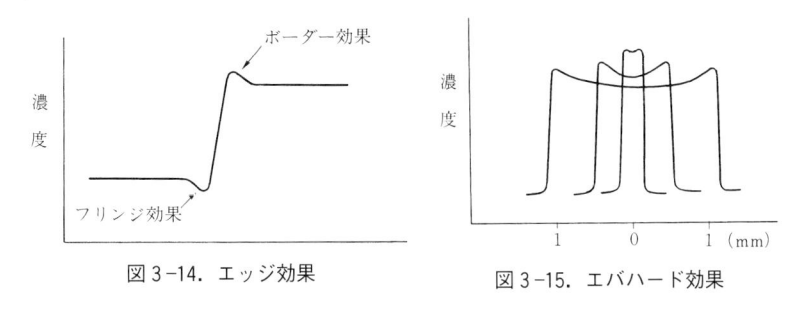

図3-14．エッジ効果

図3-15．エバハード効果

　ボーダー効果がある幅を持った点または線の画像に起こると，図3-15のようにその点の直径または幅によって画像濃度が変化する現象が起こる．これをエバハード効果 Eberhard effect という．

　スペクトル線や2重星のようにごく近接した線や点を写真測定するとき，近接像の中間部はフリンジ効果のために濃度が低くなり，反対側の濃度はボーダー効果によって高くなるため，像間の距離が実際より大きく測定されることがある．これをコスチンスキー効果 Kostinsky effect という．

これらの隣接効果現象は，攪拌をしないで現像した場合や，希薄な現像液を用いた現像で顕著に現れる．

　このように現像中に生じる反応生成物（主薬の酸化生成物やハロゲンイオンなど）によって起こる現像の諸現象を総称して**現像効果** development effect という．

　現像効果には以上に述べた隣接効果のほか，強露光された粒子が現像されるとき，周辺の弱露光された粒子も影響を受けて伝染的に現像される**伝染現像** infectious development が挙げられる．伝染現像は，写真製版における網点画像作成用のリスフィルムをリス用現像液で現像する際に見られる．このほか，低照度露光による潜像の方が，潜像が分散して生成される高照度露光のものよりも速く現像されるというカバン・ホフマン Cabannes Hoffman 効果などもある．

2．現像停止処理

　現像後の乳剤膜は現像液を含んで膨潤しており，これをそのまま定着液に持ち込むと，定着液の酸性が中和されて定着能力の低下をきたすとともに，種々の故障原因となることがある．このため定着液に移す前に水または弱酸性の液で30秒程度処理することが望ましく，このような処理を現像停止処理または中間処理と呼ぶ．自現処理ではスクイズ効果によって次に持ち込まれる現像液の量は少なく，定着液でこれを兼ねる．

　酸性停止液 stop solution の作用は，次の通りである．
(1) 乳剤中の現像液のアルカリを中和して現像作用を確実に停止させ，現像むらの発生を防ぐ．
(2) 定着液への現像液の直接的な持ち込みは，定着液の酸性を中和し，沈殿を生じたり硬膜力が弱まるなど定着液の性能を低下させる．停止液の使用はこれらの性能低下を防止し定着液を保護する．
(3) 酸化された現像液による酸化汚染を防止する．

　酸性停止液には酸性の弱い有機酸が適しており，通常 1.5〜3.5％程度の酢酸液が使用される．乳剤膜の膨潤抑制のため，硫酸ナトリウムなどを添加する場合もある．停止液の温度は現像液とほぼ同じにし，現像を終えた感材は十分に余滴を切って停止液に移す．停止浴の時間は30秒位でよい．水すす

ぎと酸性停止浴を併用すればさらに効果的であり，水すすぎによりフィルム表面の現像液が洗い流され，停止浴によって乳剤中の現像液が中和される．

図3-16は，X線フィルムの手現像における中間処理の有無による定着液のpHの変化を比較したものである．これにより，中間処理を行わない場合はpHの上昇が顕著なことがわかる．停止液は定期的にその酸性度を試験し，pHが5.0以上になれば廃棄するとよい．

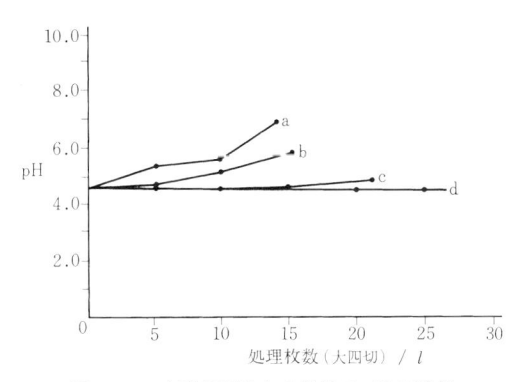

図3-16．中間処理法と定着液のpHの関係
a：現像─────→定着
b：現像→水洗─────→定着
c：現像─────→停止→定着
d：現像→水洗→停止→定着

3．定　着

現像後の乳剤膜には，未現像（＝未感光）のハロゲン化銀が残っており，まだ感光性を有している．安定な銀画像を得るには，これを可溶性の銀錯塩に変えて乳剤膜から除去する必要があり，この操作を定着 fixing という．定着や次項で述べる水洗の不完全は，写真特性や画質に直接関わるものではないが，画像の耐久性に影響し，後日 写真の変色・退色・汚染の原因となる．

1）定着液の構成

定着液 fixer は，定着主薬と助剤が水に溶解されたものである．定着液の場合は現像液と異なり，主薬のみの単定着液でも定着の主目的は達せられるが，通常 このほかに保恒剤・酸性剤・pH緩衝剤・硬膜剤が加えられる．

① 定着主薬

定着主薬 fixing agent として使用されるものは，ハロゲン化銀を溶解するが画像銀やゼラチンには影響を及ぼさないもの，使用上危険がなく安価で入手しやすいなどの条件が要求される．このような条件を満足できるものは少なく，一般に使用されているものは次のようなチオ硫酸塩である．

a) **チオ硫酸ナトリウム $Na_2S_2O_3$**　チオ硫酸ナトリウムは通称 ハイポ hypo とも呼ばれ，写真法発明の頃からすでに用いられていた．5水塩（$Na_2S_2O_3 \cdot 5H_2O$，結晶ハイポ）は透明な稜柱状結晶で水によく溶けるが，その際吸熱反応で液温が非常に低下するので温湯に溶解する必要がある．無水塩（無水ハイポ）は白色粉末で，もっぱら調合剤に用いられる．チオ硫酸ナトリウム水溶液は弱アルカリ性を呈する．

b) **チオ硫酸アンモニウム（$(NH_4)_2S_2O_3$）**　ハロゲン化銀を溶解する速度が速く，チオ硫酸ナトリウムの1/2〜1/4の時間で処理でき，処理能力もチオ硫酸ナトリウムの数倍と大きい．このため迅速処理，大量処理用として用いられる．

チオ硫酸塩による定着の機構については，古くから研究されており種々の説がある．

Hershel は AgBr がチオ硫酸ナトリウムに溶解される過程を次の3段階の化学反応で示した．

$$2AgBr + Na_2S_2O_3 \rightarrow \underset{\text{チオ硫酸銀}}{Ag_2S_2O_3} + 2NaBr \quad \cdots\cdots\cdots\cdots\cdots\cdots (1)$$

$$Ag_2S_2O_3 + Na_2S_2O_3 \rightarrow \underset{\text{チオ硫酸銀・複塩}}{Ag_2S_2O_3 \cdot Na_2S_2O_3} \quad \cdots\cdots\cdots\cdots\cdots\cdots (2)$$

$$Ag_2S_2O_3 \cdot Na_2S_2O_3 + Na_2S_2O_3 \rightarrow \underset{\text{チオ硫酸銀・第2複塩}}{Ag_2S_2O_3 \cdot 2Na_2S_2O_3} \quad \cdots\cdots\cdots (3)$$

上記反応中，(1)の反応で生じるチオ硫酸銀は水に溶解し難くかつ不安定である．(2)の反応でやや水に溶ける無色のチオ硫酸銀・複塩となって乳剤膜は透明になるが，(3)の反応によってはじめて可溶性で比較的安定なチオ硫酸銀・第2複塩となり，定着が完了するとしている．しかしこの複塩説には疑問があり，次の錯塩説が支持されている．

Baines は反応生成物は複塩ではなく錯塩であるとした．まずチオ硫酸イ

オンがハロゲン化銀結晶に吸着されて錯イオン $Ag(S_2O_3)^-$ が結晶表面にでき，この錯イオンがさらにチオ硫酸イオンと反応して $Ag(S_2O_3)_2^{3-}$ となり，液中に遊離すると考えた．

一般にハロゲン化銀がチオ硫酸塩と反応して銀錯塩を生成する反応は次のように示され，可溶性のものになってはじめて液中に溶出するとされている．

$$mAg^+ + nS_2O_3^{2-} \rightleftarrows [Ag_m(S_2O_3)_n]^{(2n-m)-}$$
チオ硫酸銀錯イオン

また，これらの定着主薬はまったく画像銀を溶解しないわけではなく，長時間浸漬すればこの影響が現れることがある．チオ硫酸塩が画像銀を溶解する速度は，微粒子乳剤ほど大きく，酸性が強いほど大きくなる．特にチオ硫酸アンモニウムは溶解速度が大きいので，長時間浸漬すれば幾分画像銀が溶解する．

② 助 剤

a) 保恒剤 preservative　　チオ硫酸塩の水溶液は高温や光，酸性下では不安定で，漸次分解してイオウを析出し次第に白濁を生じてくる．

$$S_2O_3^{2-} \rightleftarrows S + SO_3^{2-}$$

保恒剤はこのような主薬の分解防止のために添加されるもので，一般に亜硫酸塩が用いられる．亜硫酸塩の存在により左方向の反応が起こって分解が抑制される．保恒剤には主に無水亜硫酸ナトリウムが用いられる．

b) 酸性剤 acid　　酸の添加は停止液と同様の目的で現像作用の停止，汚染の防止などのために必要である．さらにpH値を調節することにより次に述べるミョウバンの硬膜作用を有効にする．

酸性剤には一般に酢酸が用いられるが，硫酸やクエン酸などを用いる場合もある．

c) 硬膜剤 hardening agent　　現像液のアルカリで軟化したゼラチンを硬膜するために加えられるもので，一般にカリミョウバン（カリウムアルミニウムミョウバン $KAl(SO_4)_2 \cdot 12H_2O$）が用いられる．カリミョウバンの硬膜作用は，アルミニウムイオンがゼラチンの $-COO^-$ 間に架橋を形成することによる．この効果はpHが4.8前後で最大となる（図3-17）．

硬膜剤にはこのほか，カリミョウバンよりも硬膜作用の強いクロムミョウバン（$KCr(SO_4)_2 \cdot 12H_2O$）やホルマリンがあるが，前者は乳剤膜を青紫色

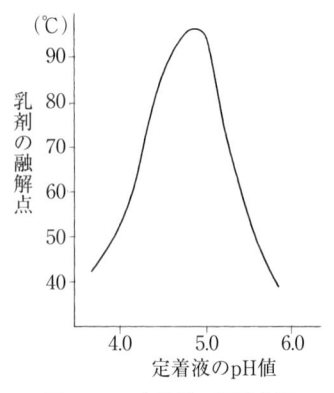

図 3-17. 定着液の硬膜作用

に汚染する欠点や環境汚染の問題があり，後者は臭気が強いので通常は用いられない．

　d）pH 緩衝剤 buffering agent　　酸性硬膜定着液では，pH が低過ぎるとチオ硫酸塩が分解してイオウの白濁を生じたり，逆に高過ぎるとミョウバンが分解してアルミニウム塩による白濁を生じたりする．このような分解を防止し，定着力・硬膜力の作用をよく発揮させ，その効果を持続させるためには，定着液の pH 値を各成分の均衡が最もよく保たれる範囲に保持する必要がある．この目的のためにホウ酸（H_3BO_3）やメタホウ酸ナトリウム（$NaBO_2 \cdot 2H_2O$）などの pH 緩衝剤が加えられる．

　2）定着液の種類 と 処方例

　定着液の種類は現像液ほど多様ではない．定着液は定着主薬のみを用いた

表 3-4．定着液の処方例

E.K.F－5	
温湯（約50℃）	600 ml
チオ硫酸ナトリウム（結晶）	240 g
無水亜硫酸ナトリウム	15 g
28％酢酸	48 ml
ホウ酸	7.5 g
カリミョウバン	15 g
水を加えて	1,000 ml

使用法　　原液のまま
定着時間　フィルム　10分～20分
　　　　　印画紙　　5分～10分

単定着液，これに保恒剤と酸を加えた酸性定着液，さらに硬膜剤を加えた酸性硬膜定着液の3種類に分けられるが，通常 酸性硬膜定着液が用いられる．一般的な酸性硬膜定着液処方の1例を表3-4に示す．チオ硫酸アンモニウムを主薬とした迅速酸性硬膜定着液は，X線フィルムなどの処理に適している．

3）定着液の調製

調製時の注意点についてはほぼ現像液の場合に準じればよいが，定着液使用薬品には不安定なものが多く，液温や調合順序を誤ると使用不能になったり，イオウやアルミニウム塩を析出して白濁し，能力を損なうとともに析出物が感材へ付着したりするので注意を要する．

酸性硬膜定着液を単薬から調製する場合は，(1) チオ硫酸塩，(2) 保恒剤，(3) 酸性剤，(4) pH緩衝剤，(5) 硬膜剤（カリミョウバン）の順に溶解する．チオ硫酸塩は酸との反応で分解してイオウを析出し，カリミョウバンはアルカリや亜硫酸塩との反応でアルミニウム塩を析出するため，これらを直接混合してはならない．さらに結晶ハイポは温湯に溶解する必要があるが，高温ほど酸により分解しやすく，酸性剤は液を常温にして添加する必要がある．またカリミョウバンは水溶液中では硫酸を生じるため，主薬と直接混合してはならない．

調製方法には1液法と，定着主薬と助剤を別々に溶解して冷却後に両液を混合する2液法がある．定着液も現像液と同様に市販の調合剤を用いることが多いが，現像剤の場合と同様に粉末剤や濃厚液などのタイプがある．

4）定着効果に影響する因子

定着過程は，液中のチオ硫酸イオンが乳剤中に拡散してハロゲン化銀を溶解し，この結果生成された可溶性のチオ硫酸銀錯イオンが乳剤中から定着液中に拡散されてくるものである．したがって定着では可溶性錯塩の形になるまで反応させる必要があるが，この時間の測定は容易ではなく，実用的には定着時間は乳剤膜が透明になる時間（＝**抜け時間** clearing time）の約2倍とされている．すなわち，抜け時間程度では乳剤中にはまだ難溶性の錯塩が残存していることを示す．硬膜を十分に行うにはさらにこれ以上の時間（約20℃で10～20分程度）処理するのが望ましい．

定着効果に影響する因了として，乳剤の性状・主薬の種類と濃度・定着温度・攪拌・定着液の疲労度などが挙げられる．

① 乳剤の性状

定着速度はハロゲン化銀の種類により，塩化銀，臭化銀，ヨウ化銀の順に遅くなる．粒子形状では平板状のものは球状のものよりも速く，同一乳剤組成では，粒子サイズの小さいほど，粒子の含有量が少ないほど，また乳剤膜厚が薄いほど定着速度は速くなる．

なお，以下に示す定着効果の諸グラフはすべてX線フィルムの球状型粒子乳剤によるもので，平板型のものではさらに効果がよい．

② 主薬の種類と濃度

チオ硫酸アンモニウムの方がチオ硫酸ナトリウムより定着速度が速いことは先に述べた．また定着速度は主薬の濃度によっても左右され，定着速度が最も速い濃度はチオ硫酸ナトリウムでは35～40%，チオ硫酸アンモニウムでは15～20%である（図3-18）．しかしこの値は乾燥フィルムに対する値で，感材が水分を含んでいる場合にはさらに高濃度側になる．

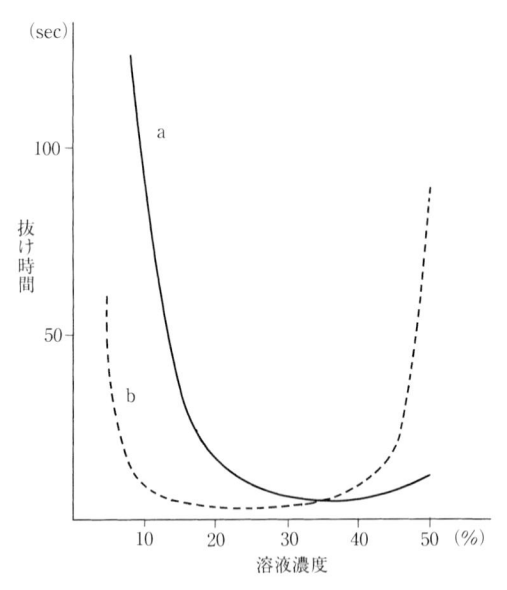

図3-18．定着主薬の濃度と抜け時間
a：チオ硫酸ナトリウム
b：チオ硫酸アンモニウム＋チオ硫酸ナトリウム
7：3

③ 定着温度

定着液温が高くなると，化学反応が促進されてハロゲン化銀溶解反応が速くなるだけでなく，ゼラチンの膨潤により液の拡散も速くなる．図3-19に定着温度と抜け時間の関係を示す．手処理では20℃前後で用いられるが，高温になり過ぎるとチオ硫酸塩が分解しやすくなるので注意を要する．

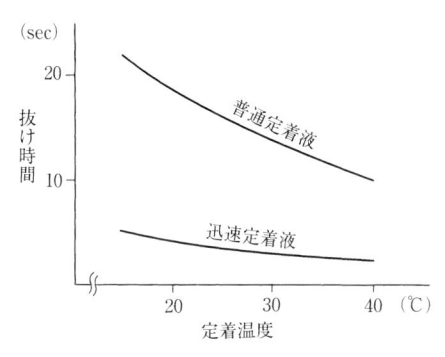

図3-19. 定着温度と抜け時間

④ 攪拌の影響

攪拌はチオ硫酸塩の乳剤膜中への拡散と，生成された銀錯イオンの定着液中への溶出を促進するため，定着速度も若干速くなる．この影響は定着液が疲労した場合 特に目立ってくる．また定着中の攪拌は単に定着効果だけではなく，定着むらや汚染を防ぐためにも無視できない．

⑤ 定着液の疲労

定着液は使用するにつれて次のような変化を生じて疲労し，性能が低下して定着速度が遅くなるとともに，完全な定着が阻害される．
(1) 定着反応によりチオ硫酸イオンが消費・減少する．
(2) チオ硫酸銀錯イオンとハロゲン化物イオンが溶出，液中に蓄積して，乳剤中で新たに生成したこれらの反応生成物が液中に拡散し難くなる．
(3) 現像液・停止液などの混入により希釈される．また現像液のアルカリは酸性度を低下させ，硬膜性を悪くするとともに現像作用の停止を緩慢にする．

新鮮な定着液を大量に使用し十分な時間定着を行えば，定着の不完全を生じることはないが，定着の不良により種々の故障を起こすのは，疲労した定着液を使用した場合に発生することが多い．特に(2)のようにして乳剤中に残存したチオ硫酸銀錯塩は次の水洗でも完全には除き得ないで，画像の変色や汚染の原因となる．これらの乳剤膜中に残存したチオ硫酸銀錯塩や溶解できなかったハロゲン化銀を総称して残留銀という．

したがって定着液は，まだハロゲン化銀溶解能が残っていても，ある程度以上疲労したものは使用しない方が無難である．

5）定着液の疲労度判定法

現像液の疲労は，液自体の褐色化や写真特性の変化により，ある程度疲労度の判定がつきやすいが，定着液では肉眼的にも新鮮な液と疲労液の区別がつき難く，疲労度判定には何らかの操作が必要となる．

① 処理枚数

市販調合剤には処理能力が示されており，X線フィルム用迅速定着液の1例では四切35〜40枚／lとなっているが，この範囲内では一応安全と考えてよい．ただし厳密には，疲労は処理されるハロゲン化銀の量によるものであり，露光量（＝現像量）によって変化する．処理枚数によって疲労度を判定するためには処理数の集計が必要であるが，以下に述べるような操作が不要で簡便である．

② 抜け時間による判定

定着液が疲労してくると，定着速度が低下し抜け時間が長くなる．未現像フィルムの小片を定着液に浸してこれを計り，新液の場合と比較すれば，ある程度疲労度を判定することができる．実用的には，抜け時間が新液の場合の2倍以上になれば交換した方がよい．

③ KI反応による判定

定着液10mlに4％ヨウ化カリウム（KI）液1mlを加える．このときヨウ化銀の淡黄色の沈殿を生じ完全に溶解せずに残るときは，すでに疲労しているものとする．

図3-20は，X線フィルムにおける処理枚数と抜け時間およびKI反応の関係を測定したものの1例である．a．では新液の抜け時間は25秒，KI反応が（＋）になったときの抜け時間は約50秒と新液の2倍となっている．b．

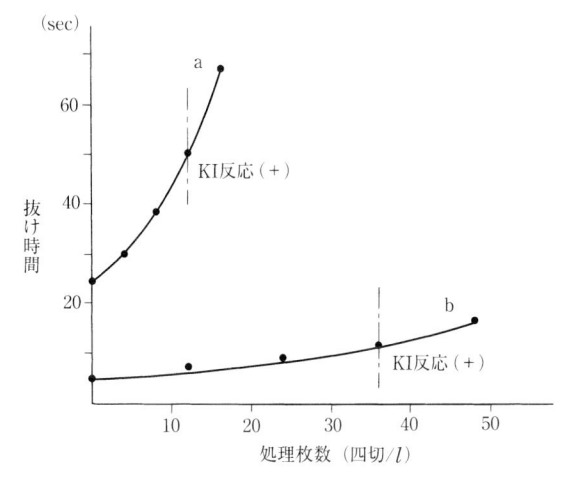

図 3-20. 処理枚数と抜け時間，KI 反応の関係
a：普通定着液　　b：迅速定着液

でも同様に5, 6秒から約10秒へと倍化している．また，このときの処理枚数は先に述べた処理能力とほぼ一致している．

このほか，溶解銀塩量の増加とともに上昇する定着液の比重を，比重計で測定することにより疲労度を求めることもあるが，現像液・停止液などの搬入による希釈の影響を受けやすい．また，現像液の混入によるpHの変化も定着液の疲労に伴う現象として捉えることができるが，酸性停止液による中間処理を行った場合は，処理数が増加してもpHはそれほど変化しない．

④ 残留銀試験法による定着完了試験

これまでは定着液本体の疲労度を判定する方法について述べたが，本法は感材が完全に定着されたか否かを乳剤側より判定する方法であり，残留銀試験法とも呼ばれる．

定着あるいは水洗後のフィルムの透明部分を，0.2%硫化ナトリウム（Na_2S）液に約3分間浸し，水洗後その着色の度合いで判定する．乳剤中に銀塩が残っていれば $Ag^+ + Na_2S \rightarrow Ag_2S$ の反応で硫化銀を生じ，定着が不完全の場合は褐色に，定着完了の場合は変色がみられないかごくわずかな淡黄色を示す．疲労した定着液では，同一定着条件でも新液に比べて当

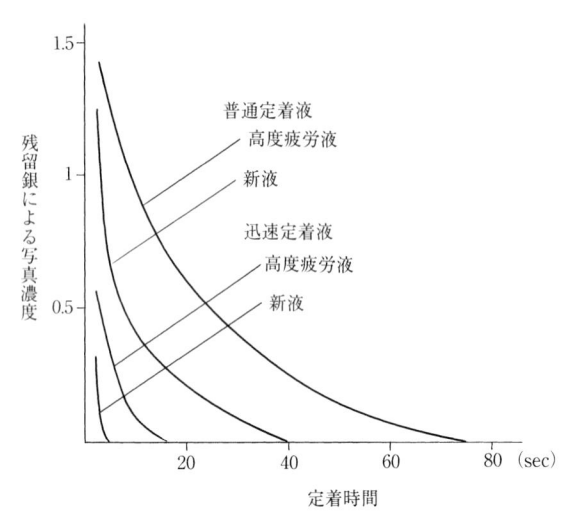

図3-21. 残留銀試験法

然残留銀量も多くなる（図3-21）．

6）効果的な定着法

定着の効果的かつ経済的な方法として，2浴定着法がある．これは等量の定着液を2つ準備し，第1液で主にハロゲン化銀を可溶性の銀錯塩に変え，第2液ではこれを乳剤から洗い出す役目をさせるものである．残留銀は水洗では除去し難いが，チオ硫酸塩の溶液には溶出しやすく，含有銀塩量の少ない第2定着液で定着が完全に行われる．結果 水洗に移される残留銀塩の量が非常に少なくなり，水洗されやすく故障を生じにくくするとともに，新鮮な第2液で硬膜その他の作用を確実にすることも期待できる．第1液が疲労したら第2液と交換し，第2液を更新すればよい．

7）停止・定着で起こりやすい故障

定着液の酸性が現像液のアルカリによって極度に中和されたり，定着で現像停止が十分に行われないと，定着液中で現像作用が働き，生じたコロイド状の銀が乳剤膜に付着して2色カブリ dichroic fog の原因となる．2色カブリは透過光では赤褐色に見え，反射光では緑色に見える．

停止液や定着液の酸性が強すぎたり液温が高すぎると，乳剤膜中の現像液のアルカリと反応して亜硫酸ガスや炭酸ガスを発生し，膜面が部分的にふく

れあがることがあり，これを蛙肌（ブリスター blister）と呼ぶ．チオ硫酸ナトリウムを用いた定着液では水すすぎだけでも有効であるが，チオ硫酸アンモニウムを用いた迅速定着液や強アルカリの現像液を使用する場合は，酸性停止液を用いることが必要である．

また，前液との温度差が大きすぎたり，現像液のアルカリで十分に膨潤された乳剤膜が急激な硬膜作用を受けると，ちりめん皺（reticulation）を生じたりすることがある．

4．水　洗

水洗 washing は，定着後の感材に含まれている定着液（チオ硫酸塩）や反応生成物（主としてチオ硫酸銀錯塩）を洗い流し，安定な銀画像を得るために行われる行程である．水洗が不備であると，以上の有害な物質が画像を構成している金属銀と反応して，写真の変色や退色，汚染の原因となったり，極端な場合には感材上に析出物を発生したりする．

乳剤膜中の残留チオ硫酸イオンは，空気中の炭酸ガス・水分・酸素と反応してイオウと硫酸を生じ，これらが画像銀に作用して硫化銀や硫酸銀となり変色や退色のもとになる．特に硫酸銀が生成されると強く退色し，画像が失われることもある．これらの反応過程例を示すと，

$$S_2O_3^{2-} + CO_2 + H_2O \rightarrow H_2SO_3 + S + CO_3^{2-}$$
$$2Ag + S \rightarrow Ag_2S$$
$$2H_2SO_3 + O_2 \rightarrow 2H_2SO_4$$
$$H_2SO_4 + Ag_2S \rightarrow H_2S + Ag_2SO_4$$
$$2Ag + H_2S \rightarrow Ag_2S + H_2$$

一方，残存チオ硫酸銀錯イオンも分解して硫化銀を生成し，黄色あるいは褐色の変色や汚染を生じる．

$$Ag(S_2O_3)_2^{3-} \rightleftarrows Ag^+ + 2S_2O_3^{2-}$$
$$2Ag^+ + S_2O_3^{2-} + H_2O \rightarrow Ag_2S + SO_4^{2-} + 2H^+$$

写真を変色や退色を起こさせずに長期保存に耐えるものにするには，乳剤膜中の残留チオ硫酸塩量をある限度以下にすることが必要であり，長い保存期間を期待するほどよく水洗しなければならない．Crabtree らは残留チオ硫酸ナトリウムの最大許容量を示し，ネガフィルムで 3.0 mg/dm^2，長期保

存では 0.8 mg/dm² とした．JIS Z-4919「医用フィルム自動現像機」では，残留チオ硫酸塩の許容量を，片面 5.0 μg S$_2$O$_3^{2-}$/cm² 以下と規定している．

1) 水洗効果に影響する因子

感材表面での水の入れ替わりが急激なほど水洗効果は高い．これは乳剤膜内外のチオ硫酸塩の濃度勾配が大きくなり，チオ硫酸塩がすみやかに乳剤表面に拡散・溶出されるからである．水洗効果に影響する因子として，水洗時間や水洗水の温度・流水量・水質などのほか，感材の種類，定着液の組成や疲労度などが挙げられる．

(1) 乳剤中の残留チオ硫酸塩量は水洗時間に対して指数関数的に減少し，水温が高いほど水洗効果は大きくなる．水洗時間を無意味に延長しても効果はそれほど変わらず，水洗時間が長すぎたり水温が高すぎるとかえってゼラチンの軟化などの悪影響をもたらす．ネガフィルムやX線フィルムの手処理では常温（18〜25℃）で20〜30分でよい．冬季などで水温が低い場合（17℃以下）には水洗時間を延長する必要がある．

(2) 水洗水に含まれる種々の塩類が水洗速度を速めることが知られているが，これは極めて薄い濃度でも水洗効果に影響する．水道水の方が蒸留水よりもすみやかに水洗できるといわれるのは，水道水に含まれている炭酸水素塩の影響と考えられる．

(3) 感材の乳剤膜の厚さは水洗速度に大きく影響する．X線フィルムでは迅速処理への対応から，乳剤膜の薄層化が図られている．印画紙は乳剤膜が薄いため処理時間は元来短く，樹脂コート紙では5〜10分の水洗でよい．

水洗時間の短縮法

乳剤膜中の残留チオ硫酸塩を分解・除去すれば水洗時間を短縮することができ，このために用いられるものをハイポ駆除液とも呼び，市販品もある．亜硫酸ナトリウム溶液は水洗時間の短縮に極めて効果があり，これはゼラチンに吸着されているチオ硫酸イオンが亜硫酸イオンに置換されるためと考えられている．処方例の1例を示すと，

水	1,000ml
無水亜硫酸ナトリウム	20g

| 酸性亜硫酸ナトリウム | 5g |
| ヘキサメタリン酸ナトリウム | 0.5g |

定着後の感材を水すすぎし，上記液に2～5分間浸して後，流水で約10分間水洗する．

2）水洗方法

① 置換水洗法

間欠的に水を取り換える方法で，もっぱらバット処理に用いられる．バット処理では重ねられた感材上に水を流しても，感材間の水の還流は期待できない．新鮮な水を満たしたバットで感材を絶えず攪拌すると，5～10分後には乳剤膜内外のチオ硫酸塩の濃度は平衡状態となる．したがって5～10分おきにバットの水を新鮮水と置換すれば，乳剤膜中のチオ硫酸塩はバット水量と乳剤膜中の水量の比率に応じて順次希釈されることになる．

n 回置換を行った場合の乳剤膜中の残留チオ硫酸塩量 C_n は，次式で示される．

$$C_n = C_o \{F/(V+F)\}^n$$

ここで，C_o は初めの感材中の濃度，F は置換時に感材とともに容器に残る水の量，V は容器の水量である．

② 流水水洗法

連続的に給水する方法で，主にタンク処理や自現処理で用いられるが，バット処理でも感材量がバット容量に対して十分に小さかったり，処理枚数が少なければ置換水洗よりも効果は大きい．この場合，感材表面の水の還流と流水の圧力が水洗効果に大きく影響するが，自現処理ではローラーによるスクイズ効果などによってさらに水洗が迅速化される．

流水水洗における水洗速度は，乳剤膜からのチオ硫酸塩の拡散速度 dM/dt によって決まり，次式で示される．

$$dM/dt = A \cdot P(dc/dx)$$

ここで，A は感材の面積，P は拡散係数，dc/dx は乳剤膜内の濃度勾配である．

3）水洗完了試験法

水洗が完全に行われたか否かを判定する実用的な方法として，次のようなものがある．

① 過マンガン酸カリウム法

感材周辺の水洗水についてチオ硫酸塩の存在を検出するものである．

水	1,000ml
過マンガン酸カリウム	0.5g
水酸化カリウム	1.0g

試験法 水洗中の感材を取り出し，表面の水滴を約10ml 試験管にとり，試験液を数滴滴下する．対照として別の試験管に採った新鮮水についてもこれを行い，比色する．

チオ硫酸塩が存在すると，次の反応により過マンガン酸カリウムによるピンクの着色は鋭敏に退色する．

$$3S_2O_3^{2-} + 8MnO_4^- + H_2O \rightarrow 6SO_4^{2-} + 8MnO_2 + 2OH^-$$

② 硝酸銀法 (E.K.HT-2)

水	750ml
硝酸銀	7.5g
酢酸 (28%)	125ml
水を加えて	1,000ml

試験法 水洗を終えた感材の透明部分を切り取り，試験液に3分間浸す（乾燥したものに対しては膜面に1滴滴下する）．

チオ硫酸塩が存在すれば次の反応で硫化銀を生じ，着色しないか，わずかに着色するものは水洗完了，はっきり着色するものは水洗不良とする．また濃度計で変色の程度を測定すれば数値的な判定ができる．

$$2AgNO_3 + S_2O_3^{2-} \rightarrow Ag_2S_2O_3 + 2NO_3^-$$
$$Ag_2S_2O_3 + H_2O \rightarrow Ag_2S + H_2SO_4$$

硝酸銀法には，JIS K-7616「残留処理薬品量の試験方法」に規定されているような3液法もあり，これによればさらに安定な試料が得られる．

③ 乳剤膜中の残留銀試験法

残留チオ硫酸銀錯塩の存在を検知するもので，定着完了試験で述べた方法

は水洗後の感材に対しても適用される．

このほか，チオ硫酸塩の存在によりヨウ素澱粉反応の青色が消失することを利用したヨウ素澱粉法が用いられることもある．JIS K－7616には高い検出感度を持つメチレンブルー法も示されているが，操作が煩雑で一般的ではない．

5．乾　燥

水洗後の乳剤膜は十分に吸水して膨潤しており，感材表面にも水が付着している．この乳剤膜中の水分を通常の乾燥状態（相対湿度70〜80％のとき10〜15％程度）にまで減少させるために乾燥 drying を行う．

1）乾燥の要点

乾燥過程は，まず乳剤膜表面から水分の蒸発が始まり，表面の水分が減少するにつれて徐々に内部の水分が拡散して表面に達し蒸発していく．乳剤膜表面からの蒸発は，これと接する空気の相対湿度が低く，その動きが速やかなほど早い．すなわち水分の蒸発による表面の高湿の空気を，新しい低湿の空気と迅速に入れ換えることが乾燥を早めることになる．

あまり高温になりすぎると，ゼラチンが軟化して前述のちりめん皺などの故障を生じたり，また膜表面での蒸発が急速に進みすぎた結果，内部からの水分の拡散がこれに伴わずに表面だけ乾燥して被膜をつくり，内部の乾燥がそれ以上進まなくなることもある．したがって，乾燥を急ぐあまり乾燥条件を極端に良くしても，かえって故障の原因となることがある．

2）乾燥の方法

感材面に水滴が付着していると，その部分の乾燥が遅れて膜面に凹凸を生じる結果，濃度が若干変化して乾燥ムラの原因となることがある．このため水洗後の感材は表面をスポンジなどで軽く清拭するか，水滴防止剤の溶液に30秒程度浸漬したのち乾燥を行うとよい．水滴防止剤は水の界面張力を弱めて水滴が付着するのを防ぐもので，市販剤がある．

乾燥は時間が許せば自然乾燥でもよいが，温風乾燥機を使用すれば乾燥時間を大幅に短縮することができる．この場合，乾燥温度は40〜50℃，相対湿度60〜70％，風速3〜5mが適当とされており，ごみのない清浄な空気を

送風する必要がある．過度の乾燥は乳剤膜を脆くするので注意を要する．

6．後処理……補力，減力，調色

　補力・減力は，なんらかの原因で写真濃度の過不足を生じた場合，これを高めたり減じたりする化学操作である．手現像では現像操作における補正がある程度可能であるが，自現処理ではこれは困難であり，このような場合の救済方法としての意義がある．しかし，これらの処理を行っても，その効果には限界があり，適正な撮影条件で標準的な現像を行った場合と同等の写真特性を得ることは困難である．これらの処理はやむを得ぬ場合の非常手段であり，日常的に行うべきものではないことを銘記すべきである．また，これらの処理に用いられる薬品には毒物・劇物の指定や，排水規制を受けるものが多く，取り扱いや廃液にも注意する必要がある．

1）補　力

　補力 intensification は，露光や現像不足によって画像濃度が低いときに，これを高めるために行われる．

　その方法には，画像を形成している金属銀上に補力液から金属銀や他の金属を吸着させる方法，金属銀を適当な銀化合物やその他の着色化合物に変える方法などがある．補力は一般に，液の調製が煩雑で操作が難しく，補力画像の保存性がよくないものも多く，X線写真に用いられることは少ない．補力では画像銀がまったく存在しないものを操作することはできない．また定着・水洗は完全に行われている必要がある．

　補力操作には，金属塩を含む液で画像銀をいったんハロゲン化銀などの銀塩に変える漂白 bleach を行い，現像液などで再黒化させるものが多い．

①　補力の種類 と 特性

　濃度増加の状態によって補力作用を分類すると次のようになる．ただしこれは大体の目安で，操作方法によりタイプが変化する場合もあり，明確に区分することは困難である．

　濃度増加が各濃度域についてほぼ等しいものを**等加補力**といい，コントラストは補力前と変わらないが，比較的低濃度部まで補力されるので露出不足の写真に利用される．

　高濃度になるほど濃度増加が大きく，増加の比率が各濃度域でほぼ等しい

ものを**比例補力**といい，結果 コントラストが増加する．軟調な写真の救済に用いられ，処方例が多く代表的なものに後述の**クロム補力**がある．このほか，画像銀上に水銀塩を吸着させる水銀補力（昇汞補力）や，物理現像のように銀を析出させる銀補力もこのタイプに属する．

比例補力の特性が一層強調された**過比例補力**（ハイライト補力）では，高濃度部が特に高率に補力されるため，線画像などの補力によい．鉛補力などがこれに属する．一方，低濃度部を特に高率に補力するものは**逆比例補力**（シャドー補力）と呼ばれ，露出不足で現像過度の場合によく，ウラニウム補力やキノン・チオ硫酸塩補力がこのタイプである．

② クロム補力

代表的な補力法としてクロム補力を挙げる．これは画像銀に二クロム酸還元物質を吸着させるもので，液の調製や操作も比較的簡単である．補力画像に着色が少なくて画像保存性も比較的よく，繰り返し処理によって補力効果を増大させることができる．ネガフィルムに用いられることが多いが，クロムは排水規制を受けるので注意を要する．

処方例（E.K.In-4）

水	750ml
二クロム酸カリウム（重クロム酸カリウム，$K_2Cr_2O_7$）	90g
濃塩酸	64g
水を加えて	1,000ml

処理法 原液1：水10の割合で希釈して使用液とする．フィルムをこの使用液で完全に漂白した後，十分に水洗して黄色の汚染を完全に取り除き，現像液で再現像する．

この反応は次のように考えられている．

漂白： $K_2Cr_2O_7 + 2HCl \rightarrow 2(CrO_2 \cdot OKCl) + H_2O$
$2Ag + CrO_2 \cdot OK \cdot Cl \rightarrow CrO_2 \cdot OK \cdot Ag + AgCl$

2）減 力

減力 reducing は，補力とは逆に画像濃度が高過ぎるとき，これを減少させるために行われるもので，画像を形成している金属銀の一部を可溶性の銀化合物として溶解除去する処理である．

減力は補力と異なり，液の調製や操作は比較的単純であるが，過度に処理されると救済し難くなるので慎重を要する．また，同一の減力法でも液の調製や操作方法により特性も変化するので，目的に合った処理を行わなければならない．感材は定着・水洗を完了している必要があるのは補力と同様であるが，減力むらを防ぐためいったん水に浸してから減力に移るのがよい．また処理液から感材を引き上げた状態でも減力は若干進行するので，予め水洗水または減力停止液を準備しておき，減力中時々この中に感材を移して，進行の程度を確かめるのがよい．

① 減力の種類 と 特性

補力の場合と同様に，各濃度域に対する濃度減少の状態によって減力作用を分類すると次のようになり，これは補力における処理前・処理後を逆に考えればわかりやすい．ただし，これも大体の傾向を表すもので明確に区分できるものではない．

濃度の減少が各濃度域についてほぼ等しいものを**等減減力**といい，コントラストは減力前と変わらない．露出過度の場合やカブリの除去に適しており，典型的なものが**ファーマー減力**であり，ほかに**ベルツキー減力**（シュウ酸鉄カリウム減力）などがある．

濃度減少の比率が各濃度域についてほぼ等しいものを**比例減力**といい，高濃度部が低濃度部よりも多く減力されるため，コントラストが低下する．コントラストが過度の場合に利用され，過マンガン酸カリウムの酸化作用を利用して画像銀を硫酸銀として溶解する**過マンガン酸カリウム減力**（処方により種々の型を取り得る）がこの型に属する．

比例減力の特性が一層強調されたもの，すなわち高濃度部を特に高率に減力するものを**過比例減力**（ハイライト減力），逆に低濃度部を特に高率に減力するものを**逆比例減力**（シャドー減力）という．前者には**過硫酸アンモニウム減力**があり，X線写真ではこのタイプが有用な場合が多い．

② 各種減力液

比較的簡便で特性のよい減力法の処方例として，次の2例を示す．

a）ファーマー減力　　Farmerにより開発された赤血塩を用いる減力液で，一般に等減減力型を示し，カブリの除去に適する．シアン化合物なので排水規制がある．

5％チオ硫酸ナトリウム溶液	1,000ml
5％ヘキサシアノ鉄（Ⅲ）酸カリウム（フェリシアン化カリウム，赤血塩）溶液	20～100ml

処理法 両液は使用直前に混合する．混合後 時間がたてば効果がでない．赤血塩量が多くなると減力の進行が早くなる．また，先に赤血塩で処理した後にチオ硫酸ナトリウムで処理する2液法では比例減力に近くなる．減力終了後，直ちに水洗する．

画像銀に赤血塩が作用して，ヘキサシアノ鉄（Ⅱ）酸銀（フェロシアン化銀，黄血銀）となり，これがチオ硫酸ナトリウムに溶解される．

$$4Ag + 4K_3[Fe(CN)_6] \rightarrow Ag_4[Fe(CN)_6] + 3K_4[Fe(CN)_6]$$
$$3Ag_4[Fe(CN)_6] + 16Na_2S_2O_3 \rightarrow 4Na_5Ag_3(S_2O_3)_4 + 3Na_4[Fe(CN)_6]$$
可溶性

b）**過硫酸アンモニウム減力**　過マンガン酸カリウム減力と同様に，画像銀を硫酸銀として溶解する．

$$2Ag + (NH_4)_2S_2O_8 \rightarrow Ag_2SO_4 + (NH_4)_2SO_4$$

水	1,000ml
ペルオキソ二硫酸アンモニウム（過硫酸アンモニウム）	20～50g
10％硫酸	10ml

処理法 原液のまま使用する．停止液として10％亜硫酸ナトリウム溶液を用いる．

減力は緩やかに進行し，減力時間を変えても効果はそれほど変わらない．過マンガン酸カリウムを併用したE.K.R-5も良好な比例減力液である．

図3-22に，X線フィルムにおける補力・減力効果の例を示す．

3）調　色

画像銀の色調を変えるために，画像銀を銀化合物や他の有色金属化合物に変えたり，色素像に変えたりすることを調色 toning という．調色は色調により，セピア調色，青調色，緑調色，赤調色などに分類することもある．印画紙などでは有用であるが，X線フィルムでこれを行うことはない．

数多くの調色法があるが，代表的なものに画像銀を硫化ナトリウムで硫化銀に変化させてセピア画像を得る**硫化調色**がある．

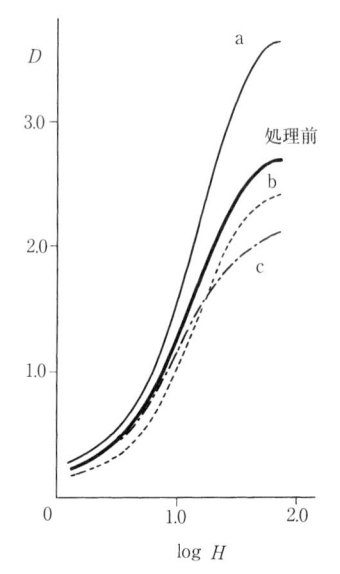

図3-22. 補力・減力の効果
a：クロム補力（E.K.In-4）
b：ファーマー減力
　　（5％赤血塩20ml＋5％ハイポ1l）
c：過硫酸アンモニウム減力
　　（水1l＋過硫酸アンモニウム50g＋10％硫酸10ml）
処理時間はいずれも5分

C．自動現像処理

　大量のX線フィルムを迅速にかつ安定に処理する必要から，医療現場ではもっぱら自動現像機 automatic processor による処理が行われている．自現処理の最大の利点は処理の均一性にあり，したがって撮影条件なども処理特性に基づいて標準化されることになる．

　自動現像とはいっても手処理の行程を自動化させたものであり，処理の基本は手処理と変わりはないが，迅速化に伴う特有の問題点もあり，感材や処理剤と組み合わせた総合的な設計が必要となる．

　自動現像機の基本は，乳剤膜面を傷つけることなく確実にフィルムを搬送

することと，常に安定した現像処理を行うことにある．処理が簡便な反面，フィルム挿入後は完全に機械まかせとなるため，処理の安全を確保する日常的な管理もおろそかにはできない．

1．自動現像機の発達

　手処理過程の大部分は暗室内で行わなければならないうえに，処理液による汚染を伴う悪条件の作業であり，これらの処理を自動化して労力を節約したいという願いは早くからあった．すでに映画フィルムでは処理の機械化が進んでいたが，一般写真の分野でも1950年代のアマチュア写真におけるカラー化の波及により，次第に自動現像機による大量処理（カラーラボ）が行われるようになった．一方医療分野においても，処理枚数の飛躍的な増加と画質の向上を図るための処理の標準化，さらに即日診断の要請からX線フィルム用自動現像機の開発が望まれた．

　X線フィルム用自動現像機は，まずハンガー型が1944年にパコ社（米），さらに10年後にエレマ社（スウェーデン）により開発され，1960年からわが国にも導入された．これらはタンク現像で1つの処理液から次の処理液へ移す動作を機械化したもので，ハンガーにつけたフィルムを処理槽に浸し，処理が終わればこれをチェーンでつり上げ，水平移動して次の処理槽に移すという形式のものであった．処理時間も高温処理により手処理の70分程度から15分程度に短縮されたが，ハンガー着脱の手間や機械が大型となるなどの欠点から，次いで開発されたローラー型にその座を譲った．

　ローラー型自動現像機は，ローラーの間にフィルムをはさみ，ローラーの回転とともにフィルムを搬送する仕組みのもので，1957年コダック社によりX-O$_{MAT}$が，1960年にはパコ社からPakorol-Xが発売され，処理時間は6～8分に短縮された．

　ローラー型の出現により装置は小型化され処理の均質化も進んだが，技術の進歩に伴いさらなる迅速化，大量処理化，省エネルギー・省資源化，その他の改良が重ねられて現在に至っている．処理時間については90秒へと短縮され，これが標準的なものとして定着した．1988年には国産で世界初の45秒処理機が開発され，現在では30秒という超迅速機も登場している．

　またこの間，暗室作業をほとんど必要としない明室処理システムも定着し，

処理能力に応じて機種もますます多様化したが, 近年は環境保護の高まりのなか, この対策を配慮した処理システムも普及している.

2. 自動現像機の構造

　JIS Z-4919に「医用フィルム自動現像機」の規定があり, 種類・性能・構造, および性能維持のための試験法などが記載されている. これによると, 種類については現像～乾燥までを行う全自動式と, 少なくとも現像・定着までを行う簡易式に分類される. 処理能力については四切フィルム短片側を流した時の1時間当たりの処理枚数で規定されている. 市販大型機種の90秒処理の場合, 処理能力はほぼ四切300枚/時以上であり, これより迅速になれば枚数はさらに増える. 小規模の処理においては大型機を導入しても空気酸化による疲労が大きくなるため, 処理の規模に応じた機種を選択する必要がある.

　自現機のローラー搬送は一定速度で運転されるが, ほとんどの機種では, これを2～3段階に切り換えられる構造となっている. このとき, 一定の処理剤であれば, 速度を上げるほど現像温度を高めに設定しなければ同等の写真性が得られない. ある機種の標準例では, 90秒処理では32℃, 45秒処理では35℃で使用される.

　図3-23に自動現像機の外観を, 構造の1例を図3-24に示す.

　自現機は, 壁を通して暗室と明室（仕上室）にまたがって据え付けられ, 内部は明室側から光が入らないように遮光される. その構造は大きくは, 駆動部・フィルム挿入部・処理部（現像・定着・水洗）・乾燥部および制御部に分けられ, これに外付けまたは内蔵の補充液部が接続されている.

1）駆動部

　駆動部はフィルムを一定速度で搬送させるための, 全ローラーを回転させる原動部である. 駆動モーターの回転はまず駆動シャフトに伝わり, シャフトのギヤより各ラックのメインギヤに伝わる. 各ローラーにはメインギヤより歯車やチェーンなどを介して回転が伝わるしくみとなっている. JISでは設定時間に対する処理時間の許容誤差を±5%以内と規定している.

2）フィルム挿入部

　フィルムを挿入しこれを検出する部分で, 光電検出などによる検出方式が

自動現像処理 115

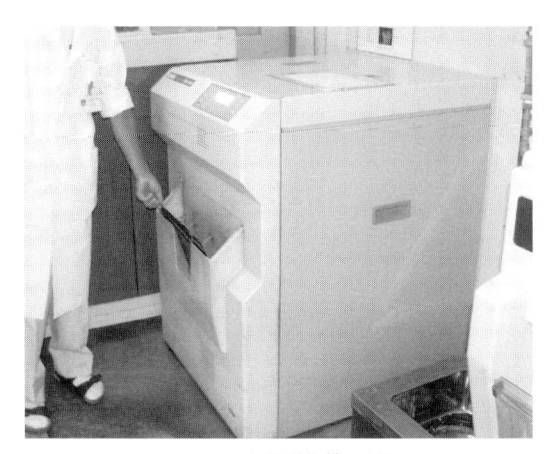

図 3-23. 自動現像機の外観

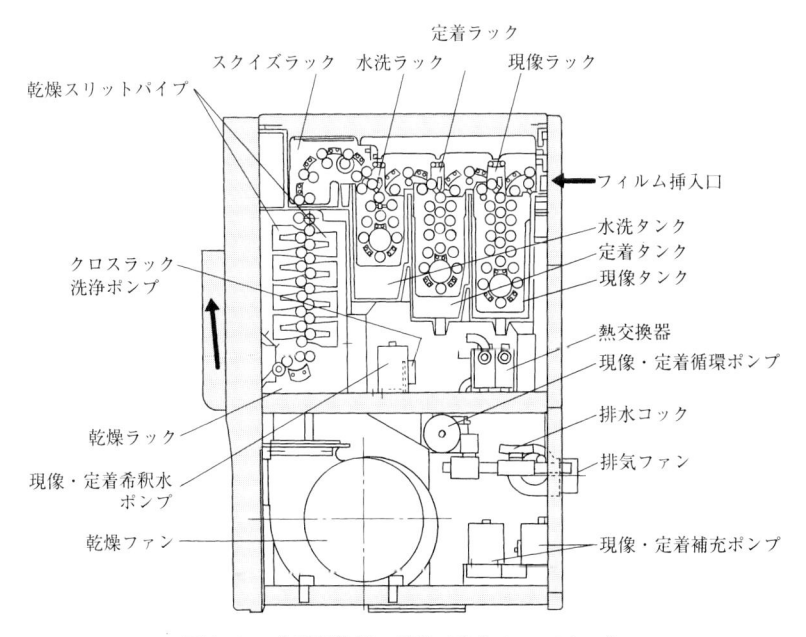

図 3-24. 自動現像機の構造（富士 CEPROS 30）

あり，フィルムサイズ（面積または長さ）に応じて現像・定着各処理液の補充が行われる．また，検出回路により，処理枚数の計数，2枚重なって挿入されると警報を発したり，駆動の開始や水洗水の制御も行われる．

3）処理部

処理部各槽にはそれぞれ1群のローラーから成る処理ラックが懸垂状態で浸漬されており，搬送中に各処理が完了するしくみになっている．

① 処理ラック

フィルム搬送用ローラーを適切に配置させて組み立てられたものを処理ラックといい，これらの外観を図3-25に示す．処理ラックは点検や洗浄のために容易に取り外しができる構造となっている．ラックには処理槽に浸漬されるもののほか，各処理槽にまたがる交差ラック（クロスオーバーラック，渡りラック）があり，これは処理ラック間のフィルムの誘導とともに，フィルムに付着した前処理液をスクイズする役割をする．交差ラックは常に処理液にさらされるため日常的な洗浄作業を必要とするが，使用中に洗浄を行う機能を備えた装置もある．

スクイズラック　定着水洗　現像定着
クロスオーバーラック　クロスオーバーラック　クロスオーバーラック　入口ラック　水洗ラック　定着ラック　現像ラック

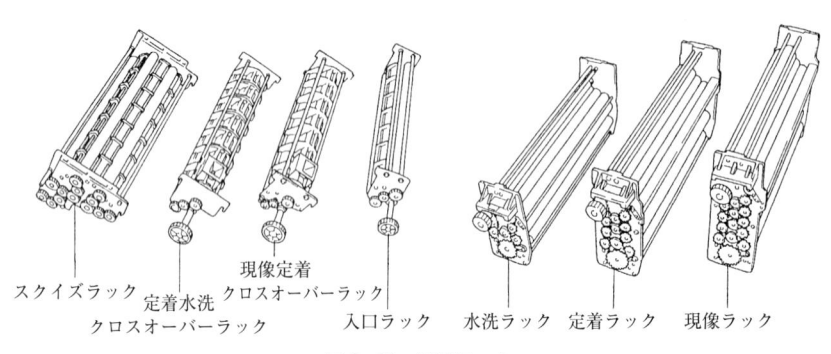

図3-25．処理ラック

② ローラーの配置

ローラーは，一般に合成ゴムやプラスチックなどが使い分けられている．

ローラーの配置には対向型と千鳥型があるが，それぞれに一長一短があり適所に用いられている（図3-26）．前者は搬送性に優れるが，フィルムにかかる圧力は後者に比べて大きく，これを均一にするために精度のよい取り付

けが必要となる．後者は搬送性では前者に劣るがフィルムに無理を与えない．

フィルム面はローラーと絶えず接触しており，フィルム面で強制的に処理液の交代が行われるため，処理が迅速に進行する．また水洗後のスクイズローラーは，フィルムに付着した水洗水を除去し乾燥を早める役割をする．

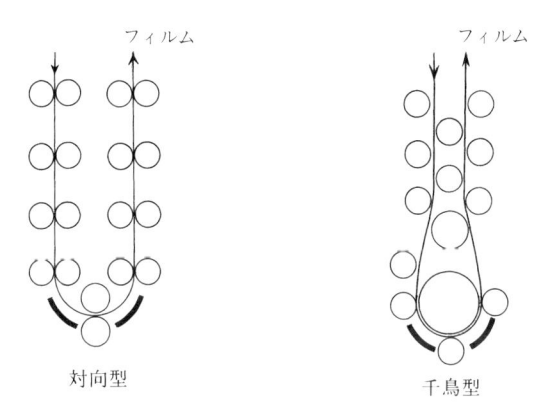

図3-26．ローラーの配置

③　処理槽の構造

処理槽はプラスチックなどで作られ，堅ろうで熱によっても変形しない構造となっている．一般に処理能力の大きいものほど処理槽の容量も大きく，現像・定着槽は大型機でほぼ13～14 l，小型機では4 l 程度であり，水洗槽は前槽より幾分小さい．

処理槽は単にラックを納めるだけのものではなく，外部に種々の回路を接続している．現像液と定着液はそれぞれポンプによって循環されており，この間に液温の調節と浮遊物の濾過が行われる．液の循環は液の撹拌にも寄与する．

液温の調節には熱交換器が用いられるが，液温は自動温度調節器により厳密に保持され，外部に表示される．JISでは現像液温の許容値を±0.5℃と±1.0℃の2ランクに分けているが，実際にはこれより高精度に設計されていることが多い．また定着液温について，JISでは現像液温との差が0～-5℃であるよう規定している．

補充液は，フィルム挿入時の検出信号によって補充液部から補充ポンプに

より処理液に自動的に加えられ，液量と現像能力が保たれる．補充によりオーバーフローした分を排出する系や，処理槽内の液を排出する系も設けられている．

水洗は水道水をフィルターを通して水洗槽に配水，オーバーフロー分を排水系により排水する．

4）乾燥部

乾燥は50℃前後の乾燥した温風を，スリットを通してフィルムの両面に均一に吹き付ける方式のものが多いが，遠赤外線ヒーターの輻射熱やローラー自体を加熱する方式を併用して，さらに迅速化を図ったものもある．

5）補充液部

通常 補充液タンクは外部に設置され，パイプにより本体に接続される．ケミカルミキサーと呼ばれ，カートリッジ式の原液を簡単に着脱するだけで，現像液と定着液を自動的に調液する機能と，補充液タンクの機能を併せ持ったものも普及している．これを本体に内蔵し，補充直前にその度 調液を行う自現機もある．

6）その他

トラブルに対する種々の安全装置のほか，現像機の現在の状態や動作エラーの状態などを表示させる機能をもった装置が多く，操作性はますます向上している．

多数のフィルムを一度装填すれば，後は1枚ずつ自動的に現像機に送り込むためのオートフィーダー（図3-27）なども附属品として供給されている．

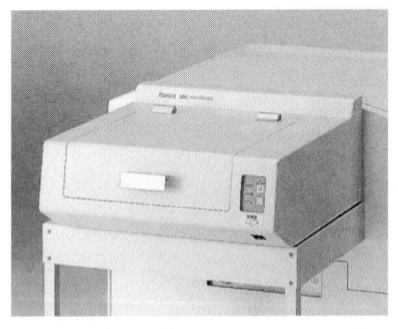

図3-27．自動現像機用オートフィーダー

自現機は元来，シートフィルム用に設計されており，間接撮影用ロールフィルムをそのまま搬送することはできない．図3-28のようなロールフィルムアダプターを使用すると，フィルムの引っ張りに適度の緊張を与えながら，蛇行させることなく送り込み・巻き取りを自動化できる．

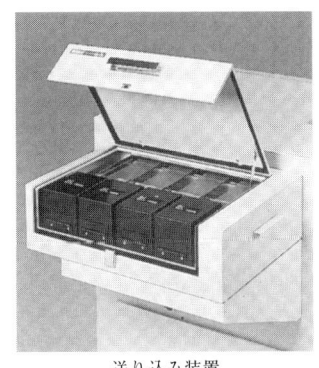

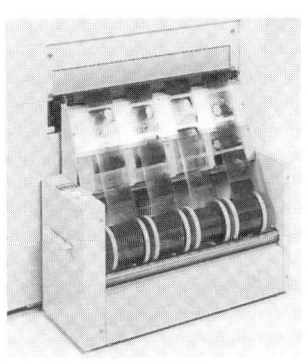

送り込み装置　　　　　巻き取り装置
図3-28. 自動現像機用ロールフィルムアダプター

3．フィルム と 処理液

　処理の迅速化は，フィルムおよび処理液の性能の向上に負うところが大きい．
1）フィルム
　乳剤膜の厚さやハロゲン化銀粒子の量は，処理液の浸透や反応負荷に大きく影響し，処理時間を大きく左右する．前述のようにオルソフィルムにおける平板型粒子の導入は省銀・薄層化に寄与し，画質の向上と処理負荷の軽減化を果たした．平板型粒子は処理によって粒子形状を拡大させることが少なく，処理条件による依存性も少ないなど処理に対する安定的な効果もある．また，フィルムには硬膜剤の添加など高温処理への対策も施されている．
2）処理液
　一般に現像温度を上げると濃度は上がるが，反面，カブリの増加・乳剤膜の過度の膨潤・現像液の劣化が早まるなどの欠点も現れる．自現機の処理剤はこれらの点を改良し，高温処理に適した設計がなされている．
　現像液には反応が速く，疲労が少なくて耐久性のよいPQ処方が採用され，

乳剤膜の脆弱化を防止するための硬膜剤も添加されている．また抑制剤には有機抑制剤が用いられる．一方，定着剤には迅速・大量処理に適するチオ硫酸アンモニウムが用いられる．

　処理剤は現像機の種類によって使い分けられ，通常 その自動現像機に指定されたものが用いられる．

4．補充量の設定

　自現機用の現像剤は補充液仕様として供給されており，これを最初の母液として使用する時には，通常 有機酸や抑制剤を含むスターターを添加し活性を弱めて用いる．

　現像液の疲労は処理量や空気酸化の程度によって異なるので，補充量はそれぞれの施設に適合した状態で決める必要がある．補充量が少な過ぎると疲労がまさって濃度低下をきたし，逆に多すぎると不経済であるばかりか，母液の内容が強力なものに変化して現像過多となる．

　補充量が適正であっても母液の性能保持には限界があり，種々の要因により単純に更新時を決定することは困難であるが，実用的には処理槽容量の2倍量の補充がなされた時点とされる．このほか，前回の更新時からの経過日数や処理枚数で，およその更新時を予想することもできるが，最も確実な方法は日常の濃度変化を解析していくことである．

5．自現機の保守・管理

　自現機により写真処理の標準化がもたらされ，現像条件を常に適正な状態に保持することが，一連の撮影系の重要なカギをにぎることになった．

　自現処理では高活性の現像液が用いられており，写真効果のばらつきを生じやすく，定着・水洗においても処理時間が極度に短縮されているため，わずかな変動でも写真の保存性を悪くするおそれがある．自現機は常に最高の状態に維持されていなければならず，このための管理は非常に重要である．

　自現機の管理は，機械的なものと処理液に関する2つの側面に分けられるが，いずれに不備があっても正常な処理は行われない．未然に故障の発生を防ぐことも重要であるが，故障発生に際しても迅速に対処できるようにしておく必要がある．

1) 機械面の管理

フィルムの搬送や処理温度の保持などに関するものであり，現像液温の異常は写真濃度に直接影響する．搬送機構にわずかな異常があっても，通過障害ひいては複数のフィルムの搬送が滞るなどの重大な事故を引き起こすことがある．特に現像でこれが起こると取り返しがつかない．

ローラーやガイド板の汚れ・傷あるいは取り付け位置の不良などは，フィルム面にも汚れや傷となって現れたり，搬送不良を起こしたりする．乾燥前のスクイズ不良などで，フィルム面に水滴が付着したまま乾燥が行われたり，乾燥温度や送風状態の異常があると，乾燥むらを生じることがある．

補充量の調整や給排水設備なども，正常に動作していなければならない．

2) 処理液の管理

処理液の調製に誤りがあってはならないことはいうまでもないが，現像液に微量の定着液が混入しても，現像能力に影響したり銀汚染をきたすことがあるので注意しなければならない．

現像液の管理方法としては，センシトメトリーにより写真特性を調べる方法が直接的で簡便，実際的である．常用のフィルムに標準的な露光を行ったものを処理し，種々の特性値を調べるもので，毎日の作業開始前あるいは必要に応じて行われる．標準露光のための感光計も市販されているが（図3-29），簡単にはアルミステップなどを用いてX線露光を行ってもよい．

得られた写真特性の結果を標準状態のものと比較すればよいが，毎回の結果を管理図として作成していくと推移がわかりやすい（図3-30）．許容幅を定めておき測定結果がこの範囲を外れた場合には，ある程度なら撮影条件を変えることにより応急対処することもできるが，速やかに原因を究明し対策を講じる必要があるのはいうまでもない．

定着・水洗の不良は処理直後には気付かないことが多いが，写真の保存中に変色や退色が発生する．したがって現像に準じた液管理が必要である．処理時間が極めて短い自現処理では，定着液が高度に疲労していると定着むらや硬膜不足による乾燥不良を起こしや

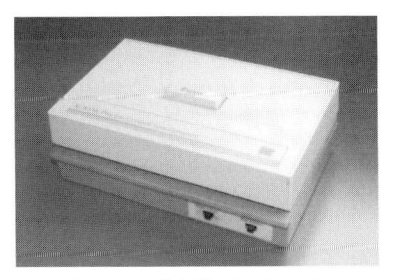

図3-29. 感光計（コダック）

図 3-30. 自動現像機 管理図の例

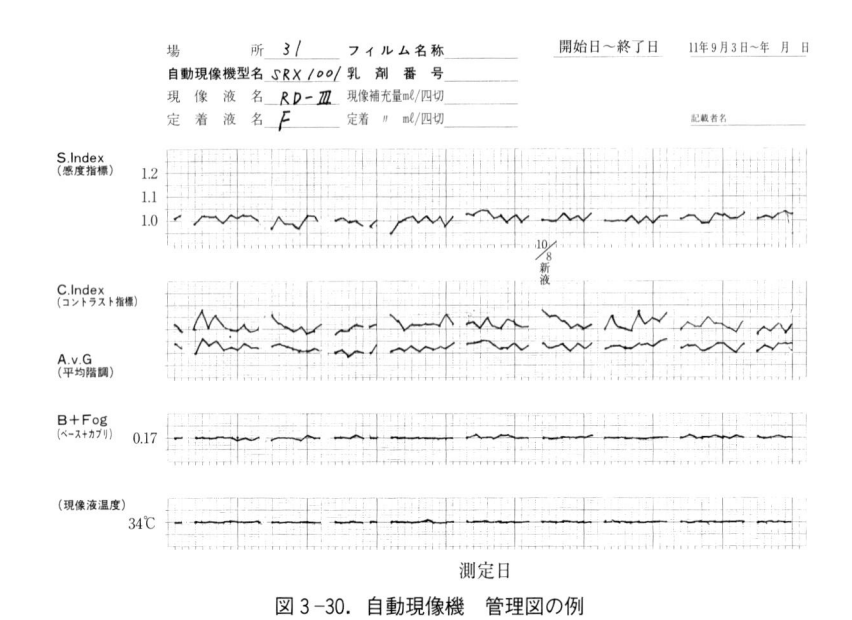

すい．

3）管理の実際

貴重な検査データを仕上げる最終段階であることを念頭において，マニュアルなどを作成し，これを確実に実施していく慎重さが必要である．保守・管理には，ユーザーが行うものやメーカー側によるものがあり，ここでは前者について述べる．

a）毎日の点検・整備　始業時には給排水バルブやスイッチ類の開閉を確実に行い，処理槽が液で満杯であるかや，補充液の残量なども確認する．

運転後はスイッチ類の動作，搬送状態や処理液温・補充量・水洗水量のチェックを行う．さらに処理槽内の微小浮遊物やローラーの付着物を取り除くために，クリーニング用フィルム（現像済みの不要フィルムでよい）を数枚通してローラーを清掃する．最後にセンシトメトリーを行って現像効果を確認する．

終業時には，交差ラックの洗浄や翌日のために補充液残量の確認・調液を行ったり，給排水バルブやスイッチ類の開閉を行う．水洗水は抜いておくのがよい．

b）**毎週の点検・整備**　各処理槽のラックを取り出して洗浄する．処理液中の浮遊物や沈殿の有無などを点検するとともに，循環フィルターの洗浄および循環ポンプの動作を確かめる．さらに駆動部の清拭や点検・調整を行う．

c）**その他**　必要に応じて処理液の更新を行ったり，この際 専用のクリーナーを用いてラックや処理槽の洗浄を行う．また各所の濾過フィルターの点検や交換も行う．

6．明室化システム

明室処理システム（デイライトシステム）も普及して，暗室作業の負担は一段と軽減されている．多種多様なものの中から施設にあったものが選択される（図3-31）．

(1)　フィルムチェンジャやイメージャの撮影済フィルムを多数枚収納したレシーブマガジンを，明室下でオートフィーダーに直接セットできるようにしたものがある．マガジンは機種によってさまざまであり専用のアダプターを用意する必要がある．

(2)　カセッテへのフィルムの自動装填や，撮影済フィルムの取り出しを明室下で行うものもある．1台で多種のサイズのフィルムを取り扱えるものが便利である．さらにこれを自現機に直結することも可能である．

(3)　さらに自動化を発展させ，撮影装置と自現機を直結したものや，撮影

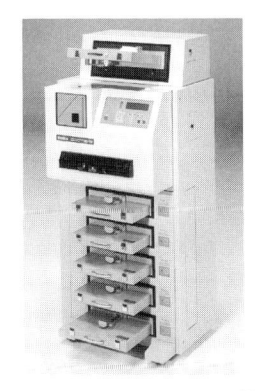

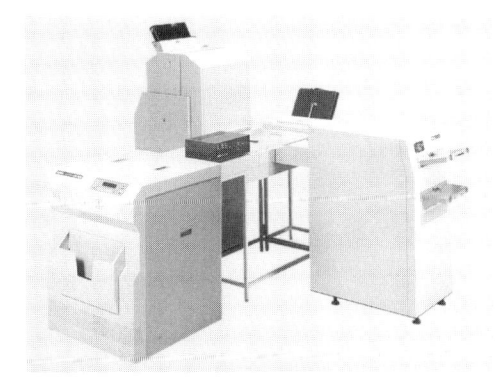

図3-31. 明室処理システムの例

装置や明室装填機から離れた所にある自現機までを，暗箱内の搬送コンベアで送る大がかりなものもある．このシステムでは撮影後まったく人手を経ずに速やかに処理が行える．

D．廃液処理

社会が発展し工業化が進んだ一方，大気汚染や河川の汚濁といった環境破壊も一層促進され，環境保護への取り組みは地球規模での問題となっている．環境保全上の問題とは，環境の損傷によって人の健康（健康項目）や生活環境（生活環境項目）に被害が生じることをいう．現在 ほとんどの医療施設では廃液・廃材の回収が進んでおり，医療従事者がこれらに直接に関わることは少ないが，環境問題は個々人に関わる問題であることも忘れてはならない．

(1) **排水規制について**　わが国でも早くから公共用水域の水質に対する「水質汚濁防止法」や，下水道への排水に対する「下水道法」をはじめ各種の規制が定められていたが，1993年 地球的な環境問題も含めた「環境基本法」が制定されてからは，以上の法律も若干見直された．1996年からは写真廃液の海洋投棄も禁止された．

水質汚濁防止法や下水道法における有害物質の排水基準値を表3-5に示す．地方自治体の条例により内容が変化する場合もある．

表中BOD（Biochemical Oxigen Demand，生物化学的酸素要求量）は水質汚濁の表示に最も的確なものとされており，これは微生物により生物化学的に無害なものにまで分解される時に必要な酸素量（mg/l）のことである．通常20℃5日間の値を標準とする．COD（Chemical Oxigen Demand）も同様に酸化剤で酸化するときの酸素消費量で，沃素消費量はヨウ素によって酸化される還元性物質の量を表す．

(2) **写真処理剤と有害物質**　感材や処理液には健康項目に関わる有害物質は含有されていないが，環境項目で問題となる．メーカー資料による自現処理廃液のBOD，CODなどの大略値を表3-6に示す．これによると相当量の希釈でも基準値を満足させるのは困難である．また，米・NAPM（National Association of Photographic Manufacturers）が発表した各種写真処

表3-5. 排水基準

単位mg/l

	項　　目	水質汚濁防止法	下水道法施行令第9条
健康項目（有害物質）	カドミウムおよびその化合物	0.1	0.1
	シアン化合物	1	1
	有機燐化合物	1	1
	鉛およびその化合物	0.1	0.1
	六価クロム化合物	0.5	0.5
	砒素およびその化合物	0.1	0.1
	水銀およびその化合物	0.005	0.005
	アルキル水銀化合物	検出されないこと	検出されないこと
	PCB	0.003	0.003
	トリクロロエチレン	0.3	0.3
	テトラクロロエチレン	0.1	0.1
	ジクロロメタン	0.2	0.2
	四塩化炭素	0.02	0.02
	1,2-ジクロロエタン	0.04	0.04
	1,1-ジクロロエチレン	0.2	0.2
	シス1,2-ジクロロエチレン	0.4	0.4
	1,1,1-トリクロロエタン	3	3
	1,1,2-トリクロロエタン	0.06	0.06
	1,3-ジクロロプロペン	0.02	0.02
	チウラム	0.06	0.06
	シマジン	0.03	0.03
	チオベンカルブ	0.2	0.2
	ベンゼン	0.1	0.1
	セレンおよびその化合物	0.1	0.1
生活環境項目	水素イオン濃度（pH）	海域以外公共用水域に排出 5.8〜8.6 海域に排出5.0〜9.0	5.0〜9.0
	生物化学的酸素要求量（BOD）	160 日間平均120	600
	化学的酸素要求量（COD）	160 日間平均120	−
	浮遊物質量（SS）	200 日間平均150	600
	［溶存酸素量］（DO）	−	−
	鉱油類含有量	5	5
	動植物性油脂類含有量	30	30
	フェノール類含有量	5	5
	銅含有量	3	3
	亜鉛含有量	5	5
	鉄含有量	溶解性鉄10	溶解性鉄10
	マンガン含有量	溶解性マンガン10	溶解性マンガン10
	クロム含有量	2	2
	弗素含有量	15	15
	大腸菌群数（個／cm³）	日間平均 3000	−
	沃素消費量	−	220
	窒素含有量	120 日間平均60	240
	燐含有量	16 日間平均8	32
	温度	−	45度
	臭気	−	−
	外観	−	−

表3-6. 現像処理廃液のBOD, CODなど

単位mg/l

	BOD_5	COD	沃素消費量	全窒素
現 像 液	37000〜46000	91000〜100000	54000〜80000	150〜750
定 着 液	40000〜120000	50000〜67000	140000〜160000	23000〜28000
水 洗 水	20〜170	60〜270	150〜600	30〜110

表3-7. 各種処理薬品のBOD, COD

(1gに対する必要酸素のg数)

薬 品 名	BOD	COD
ベンジルアルコール	1.55〜1.9	2.3〜2.5
CD-3（発色現像主義）	0.99〜1.0	0.99
メトール	0.66〜0.89	1.25〜1.30
ヒドロキノン	1.1	1.9
フェニドン	0.16	2.05〜2.10
赤血塩	0.003	-
氷酢酸	0.62〜0.77	1.00〜1.05
無水酢酸ナトリウム	0.59	0.72〜0.74
亜硫酸ナトリウム	0.12	0.11〜0.12
チオ硫酸ナトリウム	0.20	0.25
チオ硫酸アンモニウム	0.35	0.44

理薬品の同様の値を表3-7に示すが，現像主薬や氷酢酸が高い値を示しているのがわかる．このほか補力や減力に用いられる薬剤にも有害なものが多く，これにはニクロム酸塩やシアン化合物などがある．シアン化合物では安定な錯イオンとして存在するときはよいが，紫外線などで分解して遊離イオンを生じることがあるとされる．

(3) **写真廃液・廃材処理の実際**　銀を含有する処理液について，わが国では古くから回収システムが定着しており，ほとんどの医療施設では廃液をいったん貯留した後，これを産業廃棄物として専門業者へ渡している．水洗水についても施設内の一般生活廃水とともに調製槽から下水道や公共水域に排水されるのが普通である．

廃棄物については「廃棄物処理法」に基づき，地方自治体が処理を行う一般廃棄物と，事業体自身で収集や中間処理などを行う産業廃棄物に分類される．処理剤を納めたプラスチック容器や不要フィルム・金属缶・増感紙などは後者の対象となる．処理剤の原液や処理槽のクリーナーなどは特別管理産業廃棄物に該当するため，自現機メーカーなど許可を受けている業者に処理を委託しなければならない．

(4) **定着液中の銀の回収**　　疲労するまでに使用された定着液には，数 g／l 程度の銀が含まれているとされる．乳剤中のハロゲン化銀のうち露光・現像により金属銀に還元されるものは20〜30％程度で，残りの大部分は定着液中に溶出されるが，これらの銀を回収することは資源節約の面からも重要なことである．回収方法には化学的沈殿法・金属置換法・電気分解法などが用いられる．

写真特性の評価法 4

A. センシトメトリー

　センシトメトリー sensitometry とは，本来感光材料の感度測定の意味であったが，現在では広義に写真の特性曲線を求めて，感材や現像処理の諸特性を評価することをいう．

　センシトメトリーは，1) 露光，2) 現像処理，3) 濃度測定，4) 特性曲線の作図・評価の4つの過程を経る．

1．写真濃度

1) 写真濃度の種類

　写真濃度（または単に濃度）には，**化学濃度** chemical density と**光学濃度** optical density がある．化学濃度は，写真画像の単位面積当たりの金属銀量を定量分析により求めて表されるが，特別の研究を除き一般には利用されない．光学濃度は，写真画像に対する入射光と，透過光または反射光との関係から写真の黒さを表すもので，一般に写真の特性を求める場合にはこの光学濃度が用いられる．

　光学濃度はX線フィルムのような透過像では**透過濃度** transmission density，印画紙などに焼付けられた写真画像には**反射濃度** reflection density を用いる．

　透過濃度 D は次のように定義される．

$$D = \log_{10}(1/T) = \log_{10}(I_0/I)$$

T：透過率係数

I_0：試料がないときの光の強さ（照明光束）

I：試料を透過した光の強さ（透過光束）

　濃度測定の開口部をアパーチャ aperture という．

　画像銀粒子によって光の散乱が起こるため，光束の立体角によって測定値は異なってくるが，この散乱光を含めて測定された濃度を**拡散光濃度** diffuse density という．この場合フィルム試料に平行光を入射して拡散光を受光しても，または拡散光入射・平行光受光のいずれの幾何条件でもよい（図4-1-a）．

　散乱光を含めない濃度を**平行光濃度** specular density といい（図4-1-b），これはマイクロ濃度計で用いられる．同一試料を測定しても一般に平行光濃度＞拡散光濃度の関係になるが，平行光濃度／拡散光濃度の比を **Callier 係数**（キャリエ係数，Q）といい，通常1.0〜1.6程度の値を示す．

2）濃度計

　光学濃度を測定するには濃度計 densitometer を使用する．濃度計には視覚式濃度計 visual densitometer と光電式濃度計 photoelectric densitometer がある．前者は標準輝度と被検輝度との平衡を肉眼で比較判定するもので，

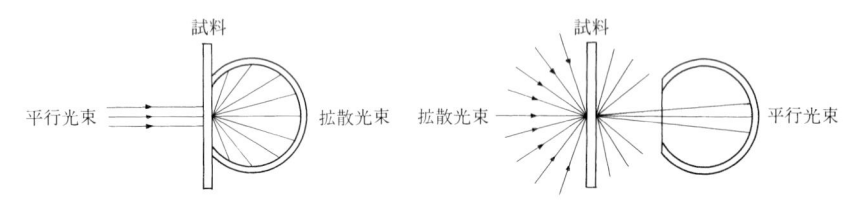

a．拡散光濃度

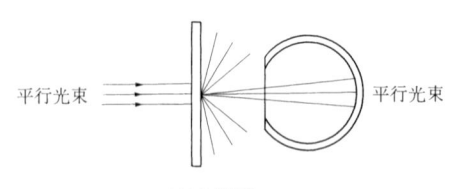

b．平行光濃度

図4-1．拡散光濃度と平行光濃度

構造が簡単ではあるが，視覚判定のため個人差や眼の疲労の影響を受けやすく，現在 これが用いられることは少ない．

　光電式濃度計は試料を透過してきた光を，光電池または光電管により電流に変換し，電気的に濃度を測定しようとするもので，光電池を用いた簡単なものから光電子増倍管（photomultiplier，フォトマル）と電子回路を組み合わせた複雑なものまである．肉眼判定をしないので個人差もなく，操作も簡便であるが，受光器の疲労，光源や電子回路の安定性など複雑な変動要因が多いため，ときどき標準灰色光楔（グレースケール）による補正が必要である．

　光電式濃度計例の外観および系統図を図 4-2, 3 に示す．光源からの光は光学フィルターを介しレンズ系を経て試料を照射，試料透過光はディフューザーによって拡散され，透過光測定用のフォトマルで受光，光電流に変換される．フォトマルの出力は補正回路を経て，濃度値は直接デジタル表示される．反射試料の場合は，反射光のうち 45°方向の成分がライトチューブで導かれて，反射測定用のフォトマルで受光される．

　このほか，特殊用途として**マイクロ濃度計 micro densitometer** や**等濃度記録装置**などがある．

　マイクロ濃度計 micro densitometer（図 4-4）は，像構造の解析など微細な濃度変化の測定に用いられるもので，顕微鏡光学系を用い，試料台を微速度で移動させながら，濃度値をペンレコーダーに連続記録させる構造となっている．マイクロ濃度計のアパーチャは微細に可変できる．

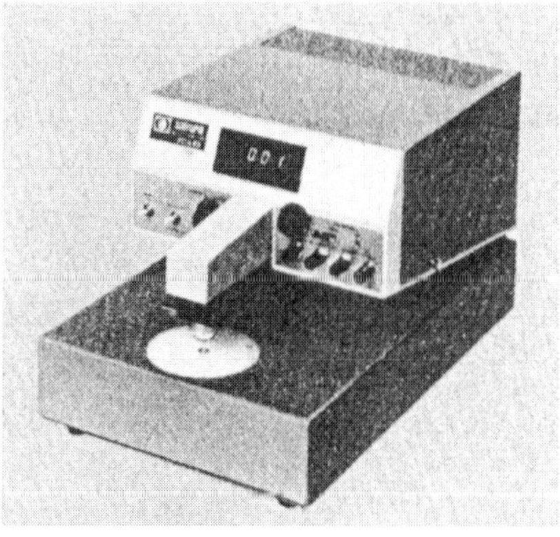

図 4-2．光電式濃度計（コニカ PDA-65）

a. 光学系

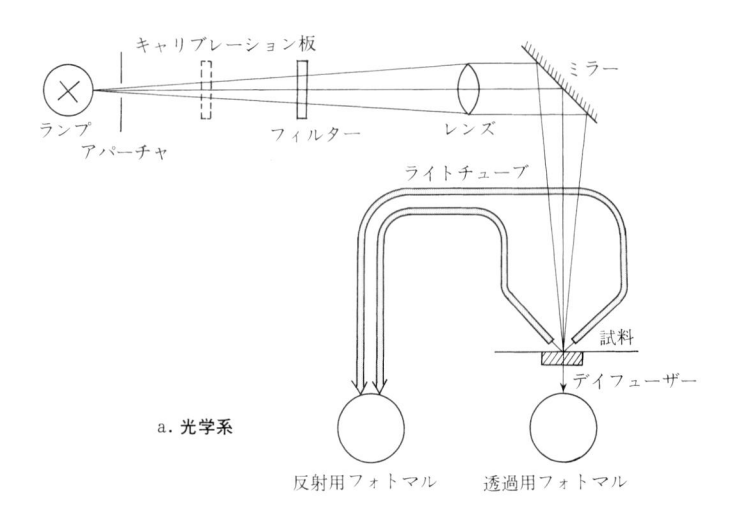

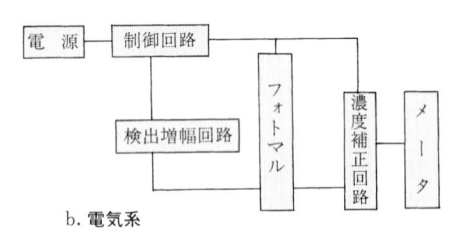

b. 電気系

図4-3. 光電式濃度計の系統図（コニカ PDA-65）

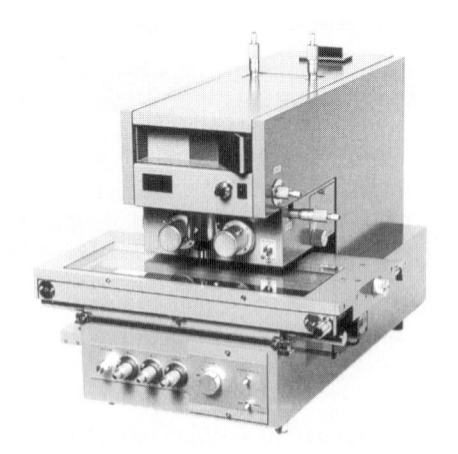

図4-4. マイクロ濃度計（コニカ PDM-7B）

等濃度記録装置（図4-5）は等濃度分布図を作成するためのもので，試料をのせたドラムを回転させ，光学系を移動させながら試料面の等濃度の点を自動的に記録するものである．放射線治療における等線量分布図の描出などに用いられる．

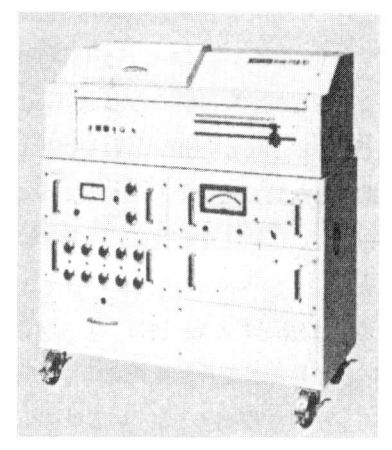

図4-5．等濃度記録装置（コニカ PDI-10）

2．特性曲線

現在用いられている特性曲線は，1890年 Hurter と Driffield によって考案されたもので，H-D曲線とも呼ばれる．横軸に露光量の常用対数値，縦軸に濃度をとり，測定値をプロットして曲線で結んだもので，このとき縦軸と横軸の目盛り間隔は同一にしなければならない（図4-6）．

露光量変化のさせ方には2通りの方法がある．相反則によれば，露光量は露光強度 I と露光時間 t の相乗積 $I \times t$ で決まり，露光量が一定であれば一定の現像処理では同　濃度となる．したがって，I か t のいずれかを一定にすれば，片方においてある比率で露光量を変化させることができる．I を変化させる方法を**強度目盛法** intensity scale method，t を変化させる方法を**時間目盛法** time scale method という．

特性曲線は通常の感材ではS字状を呈し，以下に示す4部から構成される．

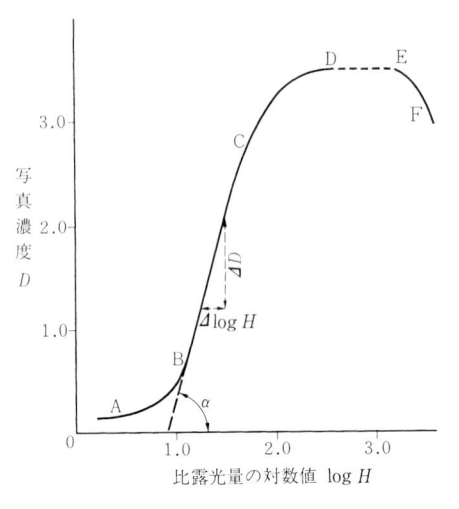

図 4-6．特性曲線

(1) **足部 toe part**： 図の A～B の露光量が少ない部分で，濃度は小さいが露光量の増加につれて濃度の増し方が次第に大きくなる．一般写真ではシャドー部の階調を決める部分として，X 線写真では低濃度部の階調を左右する曲線の立ち上がり部分としての意義がある．

(2) **直線部 straight part**： B～C 部の濃度が露光量の対数値に比例して増加する部分で，曲線の傾斜が最も大きく，写真画像形成に最も重要な部分である．種々の特性値はこの部をもとにして求められる．

(3) **肩部 shoulder part**： C～D 部の濃度の増加度が次第に小さくなる部分である．一般写真ではハイライトの調子を表現する部分であるが，X 線写真では濃度過度のため視覚的判定がつきにくくなる．D は最高濃度部で，これ以上露光量が増加すると濃度はかえって低下する．

(4) **反転部 solarization part**： 露光量が極めて大きくなると E～F 部のように露光量の増加とともに濃度は逆に低下していく．一般写真ではあまり利用されないが，この部分の特性を利用して反転像を得ることができ，X 線写真複製用のデュープフィルム（第 5 章）は，この特性を利用したものである．

特性曲線上で，露光量の対数値の微小な変化（$\Delta \log H$）に対する濃度の変化が ΔD であるとき，$\Delta D / \Delta \log H$ を階調度（傾斜度，gradient）とい

う．露光量または濃度と階調度の関係を示す曲線を階調度曲線（傾斜度曲線，gradient curve）と呼ぶ（図 4-7）．直線部では $\Delta D = \gamma \times \Delta \log H$（$\gamma$：直線部の傾き）の関係となる．

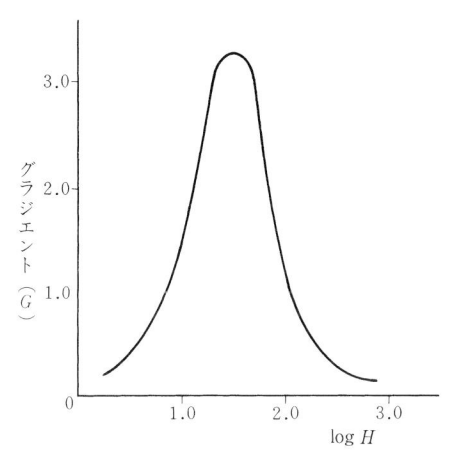

図 4-7．グラジエント曲線

X 線フィルムの γ は直接撮影用で 2.0～3.5，間接撮影用では 1.5～2.5 程度に仕上げられることが多い．一般用ネガフィルムではほぼ 1 以下に仕上げられるが，線画を対象とした複写用・印刷用感材では 5 以上に及ぶものもある．

カブリ濃度 fog density は，未露光部の濃度（base density + fog density，B + F 濃度）からベース濃度 base density を差し引いて得られる．

3．一般ネガ感材のセンシトメトリー

かつてはほぼ国別に感度表示が規定されていたが，今日では国際規格である ISO 感度表示が一般的になっている．感度は所定の露光条件により得られた特性曲線から，規定された手順により求められる．

露光には波長分布が厳密に規定された標準光源を用い，光学ウェッジによる強度目盛法によって露光を行う．現像条件について，かつて黒白感材が主流であった頃には詳細な規定があったが，カラー全盛の現在では感材メーカーによって指定された条件が用いられる．

黒白ネガフィルムにおける感度値の求め方を示す（図 4-8）．

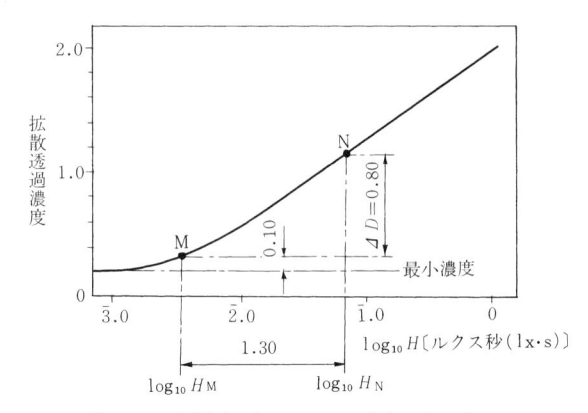

図4-8．黒白ネガフィルムの感度の求め方

(1) 特性曲線上でB+F濃度+0.1の点を求め，これを点Mとする．
(2) 点Mからlog H 上で1.3多い露光量をもつ点Nをとる．
(3) 感度測定に使用する試験片は，点Nが点Mに対して$\Delta D = 0.80 \pm 0.05$の濃度差を示す現像時間のものを選ぶ．
(4) 感度は，点Mに対応する露光量H_M（単位：ルクス秒）より次式を用いて算出する．

$$S = 0.8/H_M \qquad 対数表示の場合は S° = 1 + 10 \log_{10} S$$

製品に表示する場合は，得られた数値の前にISOを付けてISO 100/21°のように表す．

4．X線写真のセンシトメトリー

一般感材の場合のように，露光量が単位をもつ絶対値で表されるものを**絶対感度**表示という．一方，X線を用いてセンシトメトリーを行おうとする場合には，露光量すなわち感材への入射線量を厳密に求めることは困難である．増感紙からの発光を人工光源で代用したり，X線による露光方法を厳密に定めて絶対感度を求める方法も規格化されたが，操作が煩雑であり一般的ではない．X線写真の感度表示については，通常 露光量を相対値で表し，ある感材を基準（100）とした**比感度**（相対感度）relative speedが用いられることが多い．

常用の増感紙・フィルムと自現機の組み合わせで特性曲線を求めておけば，

撮影条件の計算にも応用でき，例えば再撮影時の濃度変更に対する線量計算にも迅速に対応できる．

1） X線露光の方法

露光量変化の方法には種々のものが考えられているが，いずれも一長一短がある．通常 露光量を段階的に変化させた階段露光が行われるが(図4-9)，感材の一部を鉛板などで覆って未露光部を残しておく必要がある．

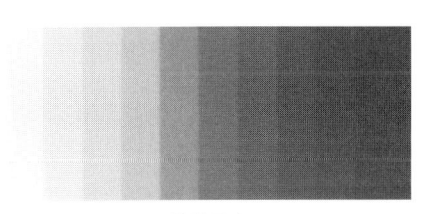

図4-9．階段露光

① 強度目盛法

露光時間を一定にしてX線強度を変化させるもので，照射距離を変化する距離法とステップウェッジを用いる方法がある．

距離法は，X線強度が距離の2乗に逆比例して減少することに原理をおくもので，X線管焦点からの距離を変えて感材を配置し，それぞれ一定時間の露光を行う．等差級数的に $\log H$ がとれるよう，照射距離を予め算出しておくのがよい．ステップウェッジ法のようなX線質の変化はなく，合理的な方法として推奨されている．距離法では正確な距離設定が必要であり，広い照射室が必要となる．

ステップウェッジ法は，物質の吸収体厚の変化により線量強度を変化させるもので，通常 アルミニウム階段が用いられる．連続X線では吸収体厚によりX線スペクトルが変化するため，これに伴って減弱係数が変化する．このため露光量の対数値と吸収体厚は比例しなくなり，吸収体厚を単純に露光軸に当てはめることはできないが，簡便法として，厚さを横軸にとり簡単な定性的評価に用いることはある．

ステップウェッジを用いた定量的測定法もあり，これにはアルミ階段の下に薄い銅板を裏打ちして透過X線をより均質にする方法や,ブートストラッ

プ bootstrap 法がある．

　ブートストラップ法は，特性曲線の作図がくつひもを編むように行われることからこの名称がついた．アルミ階段を用い感材を2分して露光を行うが，一方には他方の2倍の露光を与える．2倍露光を受けた部が露光軸で$\log 2 ≒ 0.3$ 移動することをもとに，特性曲線の作図を行う（図4-10）．原法では$\log H$ のステップが0.3とびになってプロットの間隔が粗くなるが，距離などを変えることによってプロット数を増すこともできる．

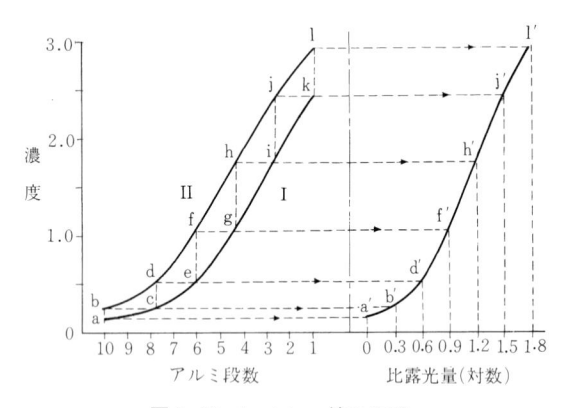

図4-10．bootstrap 法の原理

　ステップウェッジを用いた方法では，吸収体厚による透過X線のスペクトル変化の影響や，散乱線の影響を除くことは困難であり，定性的な評価に用いられることが多い．

　② 時間目盛法

　X線装置のタイマーを利用して露光を変化させてもよいが，図4-11は，等比級数的に長さを変化した窓をもつ遮蔽鉛板の下を，感材をX線照射中に等速度で移動させることにより，各スリット窓の長さに比例した時間変化を与えるものである．透視X線を用い，30秒程度で露光が完了する．露光量の変化は，例えば露光窓の長さを公比0.794で変化させれば，log軸上では$\log 0.794 ≒ 0.1$とびの変化となる．

　時間目盛法では，光による露光すなわち増感紙を用いた場合には，相反則不軌の影響による誤差が含まれる欠点がある．増感紙を用いないノンスク

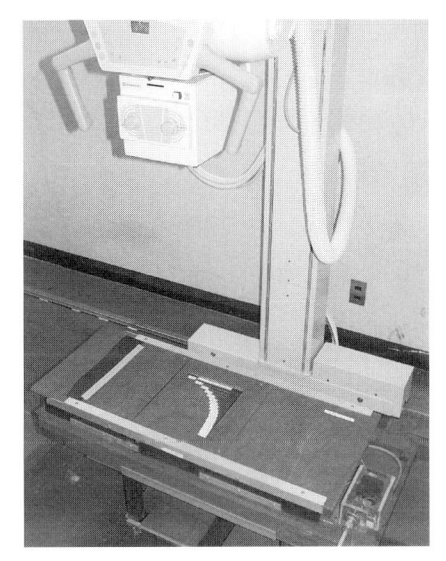

図4-11. タイムスケール露光器

リーンの場合にはこれを考慮しなくてよい．

2）特性値の求め方

特性曲線は現像状態も反映するものであり，比較試料が複数枚に及ぶときはこれらを同時現像するのが望ましい．

求める特性値は主として比感度，平均階調度であるが，これらの特性値を求める濃度の基準値は ANSI（American National Standards Institute）PH 2.9-1974に定められていたもので，現在でも広く用いられている．

① 比感度 relative speed（図4-12-a）

(1) 各感材について「B+F 濃度+1.0」を与える露光量の真数 H_A, H_B などを求める．

(2) 感材 A を基準（100）としたときの B の比感度は次式で求められる．

$$\frac{1/H_B}{1/H_A} \times 100 = \frac{H_A}{H_B} \times 100$$

② 平均階調度（図4-12-b）

直接・間接用フィルムについて，ANSI では次の濃度点を規定している．

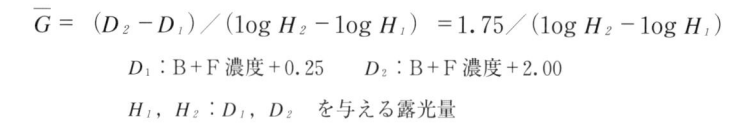

$$\overline{G} = (D_2 - D_1)/(\log H_2 - \log H_1) = 1.75/(\log H_2 - \log H_1)$$

D_1：B＋F 濃度＋0.25　　D_2：B＋F 濃度＋2.00

H_1, H_2：D_1, D_2 を与える露光量

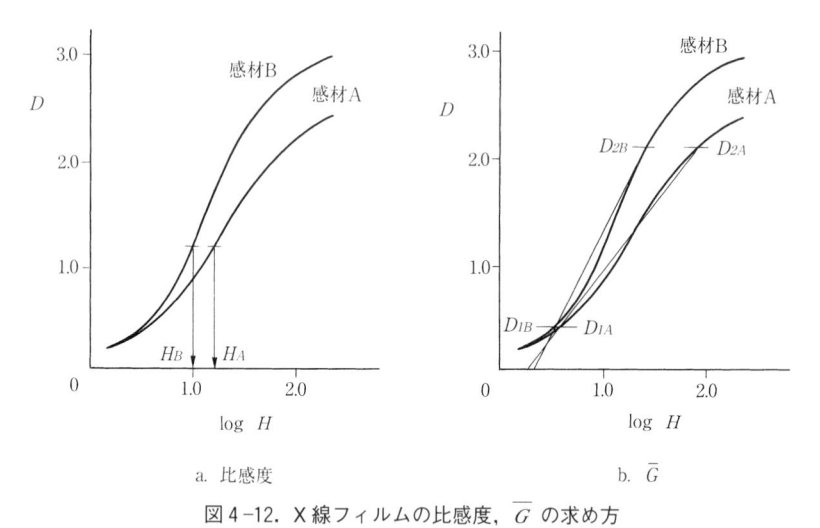

a. 比感度　　b. $\overline{G}$

図 4-12. X 線フィルムの比感度，$\overline{G}$ の求め方

B．画質の評価

1．空間周波数

　X 線写真の鮮鋭度評価には，タングステンや鉛の箔に空間周波数の種々異なる並列スリットをあけ，これを薄い透明樹脂板ではさんだ X 線用解像力テストチャートの撮影像が解析される（図 4-15 参照）．スリットがあけられた部分とあいていない部分は同じ幅に作られており，したがって透過線量の多少も同幅に形成される．JIS Z-4916 にこの規定がある．

　空間周波数 spatial frequency とは，以上の線対を 1 mm 間に何回繰り返すかを表すものであり，単位は lines/mm または line pair (LP)/mm となる．線対幅がせまいものほど空間周波数は高くなる．また，空間周波数の記号には u が用いられることが多いが，ω や ν が用いられることもある．

2. 鮮鋭度の評価法

鮮鋭度の評価法には，解像力法，アキュータンス法やＭＴＦ測定法などがあるが，現在ではＭＴＦ測定法が主流となっている．

1) 解像力

解像力 resolving power, R は，解像力テストチャート像より，明暗の分離識別が可能な最小線対を視覚判定で求め，この線対幅の逆数で表すものである．したがって，分離識別限界の空間周波数 u を求めることと同義になる．

$$R = u = 1/2d \quad (\text{LP/mm}) \qquad d : 線幅または線間幅$$

表4-1に各種感材の解像力の大略値を示す．

解像力法は従来から鮮鋭度評価に用いられてきたが，解像力の良否と視覚的な鮮鋭性が一致しない場合も多い．

表4-1．各種感光材料の解像力

種　類	解像力（LP／mm）
高感度ネガ用フィルム	60～80
中感度ネガ用フィルム	80～120
低感度ネガ用フィルム	100～170
マイクロ写真用フィルム	200～300
直接撮影用Ｘ線フィルム	約40
間接撮影用Ｘ線フィルム	約65

2) アキュータンス

フィルムにナイフ・エッジを当てて露光すると，図4-13のような濃度分布曲線が得られ，エッジ端部は垂直にならずある傾斜を示すが，この傾斜角 θ が小さいほどボケとして感じやすい．したがって鮮鋭度を $\tan \theta$ によって表すことができるが，同じ傾斜角であっても曲線の長さが異なると，視覚との相関が小さくなる場合もある．

そこで物理量としてのアキュータンス acutance が考えられた．アキュータンスは，濃度曲線のグラジエント（$\Delta D_i/\Delta x_i$）の2乗平均（$\overline{Gx^2}$）を曲線の濃度差 DS で除したものとして定義される．

図において，濃度勾配が $0.005/\mu\text{m}$ となる2点 A，B をとり，この間を

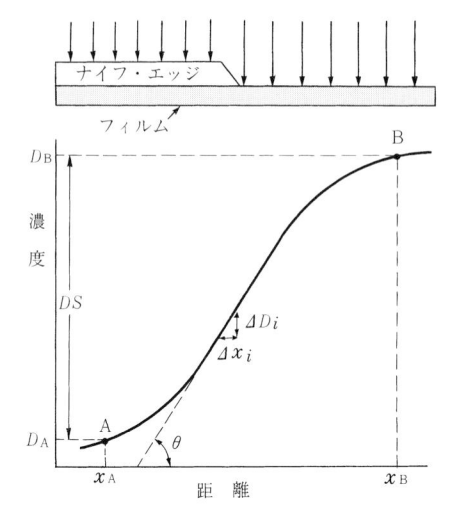

図4-13. アキュータンスの求め方

微細に n 等分したときの各部分の勾配を $\Delta D_i/\Delta x_i$ とすると，アキュータンス Ac は次式で求められる．

$$Ac = \frac{\overline{Gx^2}}{DS} = \frac{\sum\limits_{i=1}^{n}\left(\triangle D_i/\triangle x_i\right)^2}{n\left(D_B - D_A\right)}$$

エッジ像の幅が短いほど，また像のコントラストが高いほどアキュータンスは大となる．アキュータンスは視覚的な鮮鋭性との相関もよいが，測定が煩雑で精度もあまりよくないため，用いられることは少ない．

3）MTF

変調伝達関数 MTF（Modulation Transfer Function）はレスポンス関数 response function の一種である．レスポンス関数は元来通信工学の分野で発達したものがしだいに光学分野へ，1962年頃より放射線画像にも取り入れられてきた．

MTFはボケを生じる系に，振幅が同じで空間周波数の異なる正弦波のエネルギーを入力し，入力に対する出力の振幅比を空間周波数ごとに求めるものである．MTFと位相伝達関数 Phase Transfer Function（PTF）を併せて，光学伝達関数 Optical Transfer Function（OTF）という．

解像力法と比較したMTFの優れた点は,
- 測定法の違いによらない物理量である.
- 解像力が良いから鮮鋭度も優れるとは限らない.解像力は高空間周波数領域での評価しかできないが,MTFは視覚的に重要な低空間周波数域まで評価できる.
- コンボリューション定理により,諸要素のMTFの合成あるいは分解を単純な計算で求めることができる.

MTFの測定法には,(1) 非常に細いスリット像から得られた線像強度分布(線広がり関数,line spread function,LSF)などについて,フーリエ変換を行う**フーリエ変換法**や,(2) テストチャートの撮影像よりコントラスト(振幅)の入出力比を計算する**コントラスト測定法**などがある.

① フーリエ変換法

フーリエ級数によれば複雑な周期関数も,正弦・余弦基本波の周波数をfとしたとき,fの整数倍の周波数をもつ複数の波を合成することにより表すことができる.フーリエ展開によれば,以上の各成分波の振幅が求められる.

これを周期のない波形に拡張させたものがフーリエ変換であり,スリット像のLSFについてフーリエ変換を行えば,これに含まれる各成分波の振幅が求められる.MTFでは入出力値間に線形の条件が成立する必要があり,LSFはスリット像のマイクロ濃度計出力を,特性曲線を用いて露光量に変換したものである.フーリエ変換法の過程を模式的に表したものを図4-14に示す.

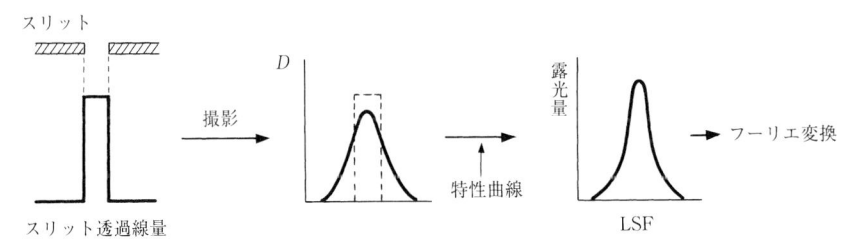

図4-14.フーリエ変換法の原理

(1) 複素フーリエ変換式を示すと,

$$MTF(u) = \int_{-\infty}^{\infty} LSF(x) \cdot e^{-i2\pi ux} dx$$

u：空間周波数　　x：長さ　　i：虚数単位 $\sqrt{-1}$

(2) (1)はオイラーの公式（$e^{-i\theta} = \cos\theta - i\sin\theta$）より，

$$A - iB$$ で表すことができる．

$A : \int_{-\infty}^{\infty} LSF(x) \cdot \cos(2\pi ux) dx \quad B : \int_{-\infty}^{\infty} LSF(x) \cdot \sin(2\pi ux) dx$

(3) MTFは絶対値表示であり，さらにMTF(0)の値で正規化されるため，

$$MTF(u) = \frac{\sqrt{A^2 + B^2}}{\int_{-\infty}^{\infty} LSF(x) dx}$$

LSFは未知関数であるため，シンプソン積分などによる数値積分が必要となるが，手計算では至難であり通常 コンピュータにより計算される．

フーリエ変換法に伴う誤差に，**裁断誤差**（truncation error）と，エリアシング aliasing 誤差がある．前者は低濃度部での露光量変換処理に伴う誤差であり，倍数露光法などで対処する．後者は数値積分においてLSFを長さ方向で区分するときのサンプリング間隔に伴う誤差で，これには**標本化定理**（サンプリング定理 sampling theorem）を適用すればよい．これは「元の波形（LSF）に含まれる最小波の周波数を f_{max}. としたとき，$1/2 f_{max}$.（＝最小波周期の1/2）の間隔でサンプリングすれば，元の波形が再現できる．」というものである．f_{max}. をナイキスト周波数 Nyquist frequency という．

② コントラスト測定法

フーリエ変換法は精密なスリット装置が必要であり，計算も煩雑であるが，コントラスト測定法はテストチャートがあれば簡便に実施でき，感材のMTF測定に多用される．このためのテストチャートも市販されており，JIS Z-4917にもその規定がある．図4-15にMTF測定用テストチャートの撮影像を，コントラスト測定法の過程を模式的に表したものを図4-16に示す．コントラスト測定法の手順は，

(1) テストチャートの密着撮影と露光量変換用のセンシトメトリーを行う．

(2) (1)をマイクロ濃度計で走査して濃度分布を得る．このときできるだけ幅のせまい細長いアパーチャ（$10 \times 1000 \mu$m など）を用いる．

(3) 次の操作によりMTFを計算する．

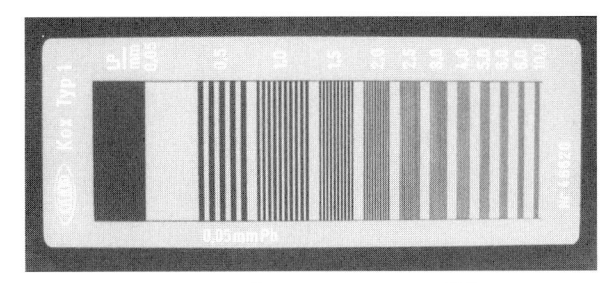

図 4-15. MTF 用テストチャートの X 線像

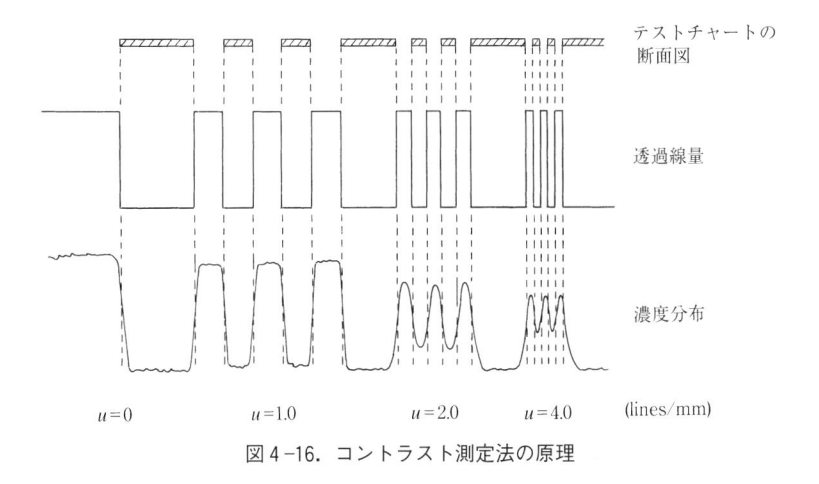

図 4-16. コントラスト測定法の原理

　濃度分布において各空間周波数における濃度分布の山部・谷部の濃度を読み取り，別に求めた特性曲線を用いて露光量 H に変換する．

コントラスト $C(u)$ の計算

$$C(u) = \frac{H\text{山部} - H\text{谷部}}{H\text{山部} + H\text{谷部}}$$

$C(0)$ で正規化する　　矩形波 $\text{MTF}(u) = C(u)/C(0)$
　　　　　　　　　　　　　　　　$(MTF_{sq}(u))$

　MTF は正弦波の入出力応答で定義されているため，コルトマン Coltoman の換算式を用いて最終的な MTF を求める．

$$\text{正弦波 MTF}(u) = \frac{\pi}{4}\left(MTF_{sq}(u) + \frac{MTF_{sq}(3u)}{3} - \frac{MTF_{sq}(5u)}{5} + \frac{MTF_{sq}(7u)}{7} - \cdots\right)$$

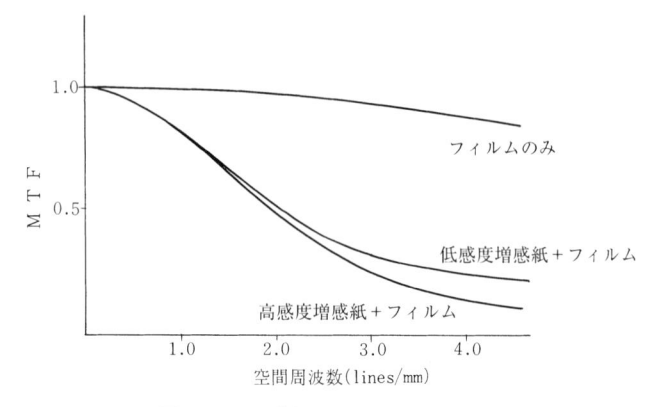

図4-17. 増感紙とフィルムのMTF

　図4-17に増感紙・フィルム系のMTFの一例を示す．MTF曲線は空間周波数に対するコントラストの低下率と考えてよいため，曲線は上に位置するほどMTF特性（鮮鋭度）は優れることになる（高uでもコントラストの低下が小さい）．図より増感紙ありのMTFが，フィルムのみの場合に比べて極端に低いのがわかる．また，同一蛍光体の増感紙では，高感度なものほど鮮鋭度は低下する．

　さらにコンボリューション convolution 定理より，系全体のMTF＝個々のMTFの積であるから，これを用いれば増感紙のみのMTFを算出することもできる．

3．粒状性の評価法

　粒状性は被写体には存在しない写真特有のもので，信号と区別して雑音 noise と呼ばれることもある．粒状性の評価法には視覚的な評価に基づく心理的粒状性 graininess と，物理量を求める物理的粒状性 granularity があるが，両者の評価は必ずしも一致しない．前者には，スクリーンに拡大映写して，粒状が現れる最小の拡大倍率の逆数を求める方法などがあるが，測定条件や観察者により評価が異なる難点がある．後者にはRMS粒状度や，ウイナースペクトルを用いる方法がある．

1) RMS粒状度

　RMS（Root Mean Square）粒状度は，均一露光試料のマイクロ濃度計出

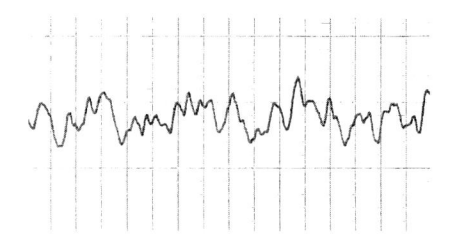

図4-18. 均一露光フィルムの濃度変動

力（図4-18）について，濃度値を一定間隔でサンプリングし，濃度の標準偏差を求めるものである．標準偏差（RMS）は，偏差（測定値と平均値の差）の2乗平均の平方根で得られる．

粒状が粗いほど濃度変動幅は大きく，したがってRMSも大となる．データ数を無限大に近くとれば正規分布に近似することができるが，正規分布の性質から平均値±標準偏差（RMS）内の確率は約0.68であり，言い換えれば全データ数の約68%がこの中に含まれることを表す．

RMS粒状度は濃度域によって変化し，一般に中間部で最大となり低・高濃度域では低下する．また，RMS粒状度はマイクロ濃度計のアパーチャサイズにも左右され，通常 一辺が50〜300μm程度の正方形アパーチャが用いられるが，測定結果にはアパーチャサイズを併記するのが望ましい．コンピュータ計算を行う場合には，サンプリング数は千点以上は必要である．

2）ウイナースペクトル

RMS粒状度は濃度変動幅に注目した評価法であり，空間軸方向での変動の細かさについては言及しない．粒状性は空間軸方向の変動についても影響されるためRMSを求めるだけでは不十分である．

ウイナースペクトル Wiener spectrum（WS）は，マイクロ濃度計を用いて得られた濃度変動についてパワースペクトル密度関数を求めるもので，不規則な濃度変動中に占める空間周波数の異なる種々の波の成分を求めることができる．すなわち，変動平均値からの変動幅を$\triangle D(x)$としたとき，

$$WS(u) = \lim_{x \to \infty} \frac{1}{X} \overline{|F(u)|^2}$$

$$F(u) = \int_{-\infty}^{\infty} \triangle D(x) \cdot e^{-i2\pi ux} dx \quad \text{（フーリエ変換）}$$

u：空間周波数　　x：長さ　　X：試料長さ　　i：虚数単位 $\sqrt{-1}$

　濃度変動を求める方法には，光学的な方法とマイクロ濃度計を用いる方法があるが，通常 後者により出力をコンピュータで計算処理する．Wiener‐Khintchine の定理より，先の濃度変動について自己相関関数 Auto Correlation Function（ACF）を求め，これをフーリエ変換する方法（Blackman‐Tukey 法）もあるが，現在これが用いられることは少ない．一般的に用いられるのは，フーリエ成分 $(F(u))$ を高速に求めるアルゴリズムである FFT 法（Fast Fourier Transform）であり，濃度変動を直接にフーリエ変換する．このほか，情報理論の立場から，情報エントロピーを最大にするようなスペクトルを決定する MEM 法（Maximum Entropy Method）も用いられる．MEM 法は分解能が高く，短いデータからでも計算できる特長をもつ．さらに画像は 2 次元分布であり，WS も 2 次元の関数 WS (u,v) とすべきであるが，詳細については他書に譲る．

　WS は横軸に空間周波数をとって表されるが，グラフは上に位置するほど粒状性が大きいことを示す．また MTF と異なり正規化はしない．図 4-19 に増感紙・フィルム系の WS の模式図を示すが，低空間周波数領域では量子モトルの影響が支配的であることがわかる．

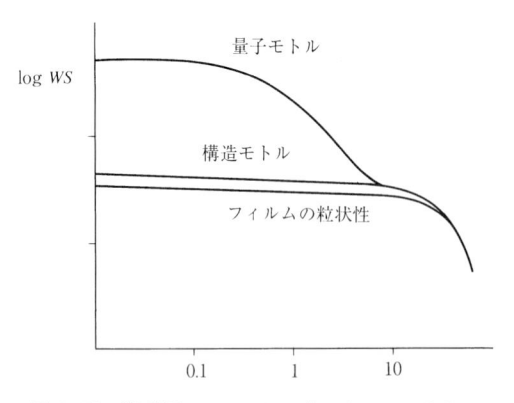

図 4-19. 増感紙・フィルムのウィナースペクトル

4．その他の画質評価法

　これまで述べてきた評価法は単一評価法と呼ばれ，鮮鋭度や粒状性を個別に評価するものである．これらを総合的に把握しうる評価法について種々の研究が行われてきたが，決定的なものはまだ現れていない．また，これらの物理評価と視覚評価の結果が一致しない場合も多く，画質評価を行う場合は複数の評価法を併用することが多い．

　一方，立場をかえて撮影系のシステムを信号（＝病変）検出能の面からとらえようとする評価法もあり，その主なものが，信号対雑音比 signal to noise ratio，SNR を求める **DQE・NEQ** や，視覚評価を行う **ROC 解析**である．

　DQE（Detective Quantum Efficiency，検出量子効率）は，TV の撮像管の研究を行っていた A. Rose が1946年に提唱したもので，このとき $DQE = (SNR 出力)^2 / (SNR 入力)^2$ が定義された．X線撮影系ではX線光量子の利用効率や情報の伝達能力を表す量となるが，入力信号のすべてが出力に利用された場合が1であり通常はこれ以下となる．実際にはマイクロ濃度計の一定アパーチャにおける入射光子数 q_A やグラジエント曲線，濃度変動の標準偏差を用いて計算されるが，q_A の測定は容易ではない．MTF や WS と併せて空間周波数毎の DQE（u）を算出することもできる．NEQ（Noise Equivalent Quanta，雑音等価量子数）は出力画像に注目したものであり，$NEQ = DQE \cdot q_A$ の関係がある．

　ROC（Receiver Operating Characteristics，受信者動作特性）解析は，視覚評価をもとに背景中の微弱信号（病変）の検出能評価を行うものである．X線写真は最終的には肉眼で観察されるものであり，ROC はこの意味からも重要な評価法として位置付けられている．

(1)　試料は，2 mm φ 程度のアクリルビーズ球を信号として撮影したものと，信号のない背景のみのものを同数枚ずつ（数10枚～100枚）作成する．

(2)　(1)の試料を観察者に見せて信号知覚の程度を判定させる．5段階評価法では「信号がある，あるだろう，わからない，ないだろう，ない」の中から選択される．

(3)　以上の結果を統計的に処理するが，これを確率分布で表したものが図

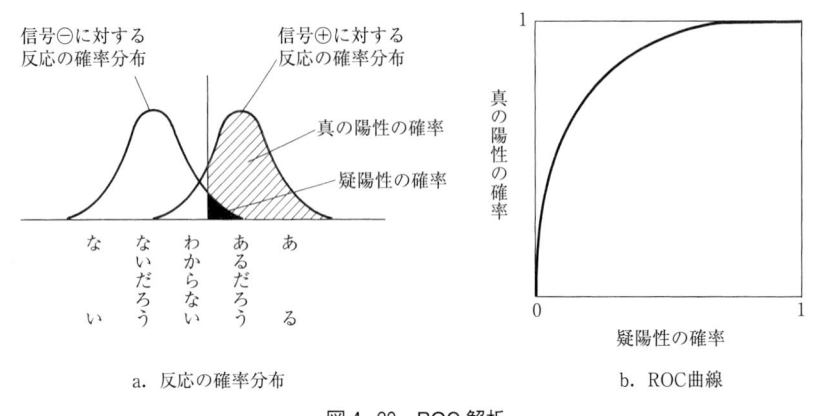

図 4-20. ROC 解析

4-20-a である．元来が判定困難な試料なので両分布とも「だろう」が最も多く，分布の重なりも多少でてくるはずであり，逆に両分布がよく離れるほど"信号の見分け（検出能）"がよいことを示すことになる．

(4) 図の縦線の右側の面積は，信号ありの分布に対しては正解を表すものであり，これを「真の陽性の確率」という．信号なしの分布に対しては不正解を表すものであり，これを「疑陽性の確率」という．

図の縦線を右から左へ移動し疑陽性の確率（面積）を横軸に，真の陽性の確率を縦軸にプロットさせたものが ROC 曲線である（図 4-20-b）．実際は試料数は有限個であるから累積を行うことになる．検出能のよいものほど曲線は左上方向に位置する．これは観察者個々人の検出能力も含めた結果となるが，集団的に一様な傾向を示せば対象試料の検出能を反映したものとなる．

その他の放射線写真　5

　これまではX線写真を中心に，感材の特性や処理などについて述べてきたが，これらはあらゆる放射線写真の基本となるものである．ここではさらに発展して，X線写真に関連する写真技術や放射線写真の応用分野について述べる．

A．画像記録装置（イメージャ）

　画像記録装置による写真出力を，コンピュータ用語からとってハードコピーと呼ぶこともある．

　シンチカメラやX線CTなどにおける初期の画像記録は，CRTの映像をインスタント写真やX線フィルムに撮像するものであった．インスタント写真では簡便に写真出力が得られ，仕上がりの即時性で有用であるが，今日診断用に用いられることは少ない．初期の超音波検査装置にはこれを内蔵したものが多かったが，感材コストは安価ではなく，しだいに小型のビデオプリンターに代わられた．

　その後，同じCRT映像の撮影でも，1枚のフィルムに多数のコマを並べて撮影できるマルチフォーマットカメラが普及した．1983年にCRが登場してからは，レーザー記録による優れた画質が注目され，現在ではこれを基にしたレーザーイメージャが画像記録の主流となってきた．自現機と一体化させたものや，1台で複数の画像診断装置の入力を受けるシステムも構築されている．

さらにレーザーイメージャには，通常の現像処理を必要としないドライ処理で画像出力を行うものもある．

1．マルチフォーマットカメラ　multi-format camera

画像診断装置からのCRT映像をカメラに内蔵されたCRT上に映し，光学レンズを介してフィルムに焼付けるもので，その構造を図5-1に示す．サプライマガジンから送られたフィルムは焼付け位置にセットされ，撮像後レシーブマガジンに収納される．小サイズのフィルムに1～6コマ程度の撮像を行うものから，大サイズフィルムに10数コマ撮像できるものがある．撮像の制御は画像診断装置の手元から遠隔操作で行うことができる．

コマの撮像方式には，コマ数に相当する数のレンズを備えたものや，フィルムを移動させる方式があり，前者はCRTモニタとレンズの光軸にずれを生じ，後者はサイズが大きくなる欠点がある．これに対し，CRTとレンズの組み合わせを移動させる方式は光軸のずれもなく，レンズを光軸方向に移動させることにより，コマ数やコマサイズの選択幅を広げることができる．

マルチフォーマットカメラは構造は比較的単純であるが，CRTの映像が画質を大きく左右する．このため，高画質のCRTを用いたり，走査線を目立たなくする，CRT画面を平面化して歪みを小さくするなどの工夫が施されている．また自動露出方式もあるが，基本的にはTV画面の撮像であるから高速シャッターは使用できない．フィルムはCRTの発光波長に合ったオルソタイプで，片面乳剤のCRTイメージング用フィルムが用いられる．

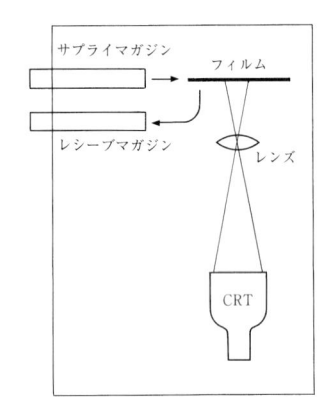

図5-1．マルチフォーマットカメラの撮像原理

2．レーザーイメージャ　laser imager

基本的にはマルチフォーマットカメラのCRTを，レーザースキャナーに置き換えたものと考えればよいが，機構は一層複雑である．マルチフォーマッ

トカメラと同様，1枚のフィルムに多数のコマを表示させることができる．
レーザーイメージャの信号の流れと，画像記録の原理を図5-2に示す．

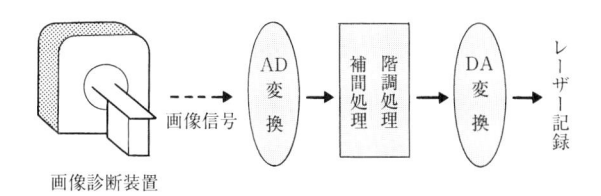

a．信号の流れ

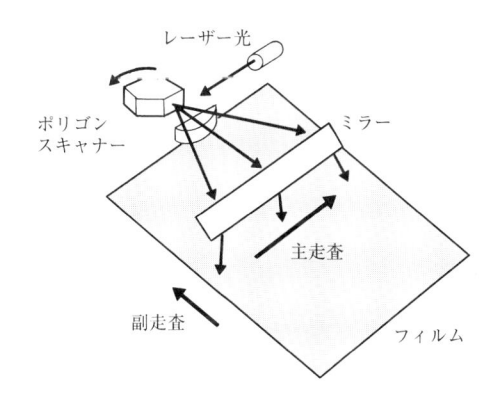

b．レーザー記録の原理

図5-2．レーザーイメージャの原理

① 信号処理部

画像診断装置からのビデオ信号の明暗は，いったん AD(analog-digital)変換処理によりデジタル化される．画像診断装置からのデジタル信号を直接に入力する方法もあるが，このときイメージャが対応できる信号に変える必要がある．次にフィルム上の適当な大きさに変えるための補間処理や，診断目的に合わせた階調処理などを行う．

② レーザー光

レーザー laser とは，Light Amplification by Stimulated Emission of Radiation からとったもので「放射誘導放出による光増幅」と訳される．レーザー光の発振器をレーザーといい，1960年 ルビーレーザーが最初に実現さ

れた.
　誘導放出とは，励起状態にある電子に電磁波を与えると，入射電磁波と同じ波長・位相の電磁波を放出して基底状態に戻るもので，放出光のこのような性質をもった光をコヒーレント coherent 光（可干渉性光）という．物質によっては継続的な光照射などにより，電子がいったん中間の励起状態にとどまるものを数多く生じるものがあり（これを反転分布という），放出された電磁波は鏡による往復反射により，さらに誘導放出を増幅させることができる.
　レーザー光の最大の特長は，単色性で指向性が強く，距離によらず一定の細いビーム径を保てることにある．ルビーレーザーでは 690nm の赤色光が放出されるが，このような固体レーザーのほか，He-Ne（633nm）などの気体や，液体のレーザーもある．現在 最も多く用いられているのは，発光層を pn 半導体で挟んだ構造をもち，可視〜近赤外の光を発する半導体レーザー（レーザーダイオード）で，小型軽量・安価で，エネルギー変換効率も高い．レーザーイメージャにおいても多用されている．
　　③　画像の記録
　画像の濃淡はレーザー光の強度で決まり，これまでのデジタル信号は再び DA 変換される．レーザーからの極めて細いレーザービームは，ポリゴンスキャナーと呼ばれる偏向器で偏向され，レンズからミラーを介してフィルム上に届く．この 1 走査線上における動き（主走査）とフィルムの移動（副走査）により，一定面積の走査を行う．記録密度すなわち 1 画素の大きさは 50〜100μm 程度が多い．
　レーザー露光を終えたフィルムはレシーブマガジンに収納され，これを自現機まで運ぶか，自現機と一体化したものでは現像処理されたフィルムが出力される.
　レーザーイメージャ用フィルムには，赤〜赤外のレーザー光に適合した感色性をもつパンクロまたは赤外型で，片面乳剤のものが用いられる．さらに，明室装填タイプの普及も進んでいる．

3．ドライ記録方式

　これまで述べてきた湿式の現像処理は，行程も複雑で，廃液が出たり厳密

な保守管理が必要なことや，自現機の設置上の制約など問題点も多い．ドライ記録は加熱などによって画像を黒化させるもので，現在 主にレーザーイメジャに搭載されているが，湿式現像処理の煩わしさを克服し，次世代の処理方法のカギをにぎるものとして注目されている．

ドライ記録の方式には次のようなものがある．

(1) **熱転写方式**と呼ばれるもので，加熱によりインクリボンから記録材へ染料を転写させる方式である．このうち昇華型では，加熱により昇華・拡散したインクを記録材へ吸着させることにより記録を行うもので，サーマルヘッドの発熱量制御により，階調をもった画像を得ることができる．しかし，インクリボンの廃材が出ることや，染料転写にある程度の時間がかかる欠点をもつ．

(2) **カーボン剥離方式**は，感知層中のレーザー光を受けた部分が発熱してカーボン層からのカーボンを接着，そのままこの層を剥離することにより，フィルム上に接着されなかったカーボン画像を残すものである．基本的には黒か白かの2値記録であり，階調は黒点の密度により表現される．画像の辺縁が鮮明で鮮鋭度が高いが，剥離されたシート（ピールシート）の廃材がでる欠点がある．また(1)や(2)では，インクリボンやピールシート上にネガ像が残り，機密保持上の問題も残る．

(3) 加熱発色する感熱層をもつ記録材（感熱フィルム）に，ライン状に微細に配列された発熱素子より熱を与えて，画像記録を行う方式がある．黒化度は発熱素子の電流制御により変化し，温度低下とともに発色反応も止む．感熱層には，1μm以下の微粒子カプセルに内包された発色剤と，乳化された顕色剤が多数分散されている．発色剤は常温では非透過性であるが，加熱されるとカプセル壁が透過性となり，顕色剤が侵入して発色剤と反応，発色（黒）する．

感熱フィルムは非感光性なため明室での取り扱いができるほか，廃材も出ない．

(4) 現在 主流となっているのは，一般に**熱現像方式**と呼ばれるもので，感光によってハロゲン化銀粒子に形成された潜像上に，加熱により銀を析出させるものである．これは1965年に3M社が開発したドライシルバープロセスに端を発するもので，当初は印画紙として実用化された．

画像形成層には感光素子となる少量のハロゲン化銀と，非感光性で銀の供給源となる有機酸銀（ベヘン酸銀など），それに現像剤となるビスフェノール類などの還元剤が含まれている．本方式は基本的には銀塩写真であり，まず感光されたハロゲン化銀に潜像が形成される．これに120℃程度の加熱を行うと，有機酸銀からの Ag^+ が還元剤によって Ag に還元され，潜像上に析出する．温度低下により現像が停止する．

本方式によるレーザーイメージャの外観を図 5-3 に示す．

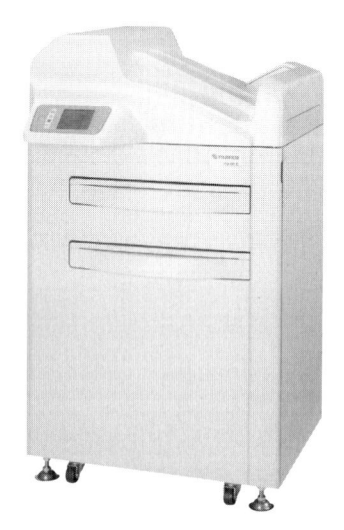

図 5-3．レーザーイメージャ（熱現像方式）
（富士 FM-DPL）

フィルムは明室装填タイプで取り扱いが簡便なほか，廃材も出ない利点があるが，定着が行われないため現像後は全面が感光した状態となっており，このため保存時の熱その他の影響による経時安定性が課題となっている．これは(3)においても同様である．

B．X線写真の複製

病院外持ち出しや教育・研究などのため，原板を残したまま複製が必要な

場合があり，このためX線写真複製用のデュープフィルム duplicating film が用いられる．これは反転フィルムの1種であり，1回の焼付けで原板写真と同じ像が得られ，再現性もよく，処理も自現機で簡便に行える．

デュープフィルムは，乳剤製造時に特殊処理によってソラリゼーションが起こる直前の状態にしたもので，一般の写真特性が露光量の増加とともに濃度が増すのに対し，露光量の増加とともに濃度が減少する特性を持つ(図5-4)．このため原板のX線写真に密着して焼付けると，原板の低濃度部は透過光量が大となるため焼付けられた写真の濃度は低く，反対に高濃度部は透過光量が少なくなり，複製写真の濃度は高くなる．

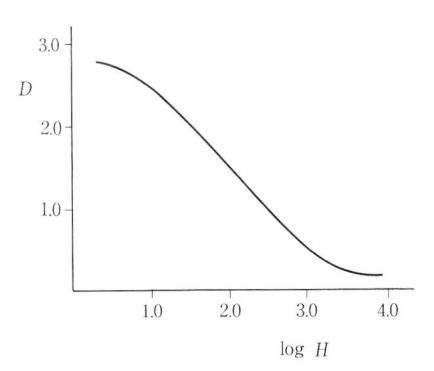

図5-4．デュープフィルムの特性

ベースはX線フィルムと同様であるが，片面乳剤で裏面にはハレーション防止層が施されている．感度は低く，感色性はオルソで，原板の階調を忠実に再現させるためγは約1と低い．

焼付けには，簡単には引伸機の光源を利用してもよいが，専用の露光器 duplicator を用いると便利である．ガラス板の下部に光源を備え，原板とデュープフィルムをガラス板上に密着させてふたを閉じ，タイマー露光を行う．

このほかX線写真の保管場所の問題や整理上の困難を解消するため，これをマイクロ化して保管し，必要に応じて拡大観察または引伸し焼付けを行うことも行われたが，電子保管が進んだ今日ではその必要性も少なくなった．X線写真用として，階調性のよいフィルムを用いる専用のシステムも開発された．

C．サブトラクション

　X線像は被写体の透過像であり，人体各部は重複して投影されるが，これが観察したい部分の障害となることも少なくない．サブトラクション subtraction とは「引き算」の意味で，障害となる陰影をできるだけ除去して診断能を上げようとする写真技法である．造影前後の画像間でこれを行い造影像のみ残すものや，入射X線スペクトルの異なる画像より，骨や軟部組織像を強調させるエネルギーサブトラクションなどがある．しかし，現在では DR の普及により，写真技法的にこれらが実施されることは一層少なくなった．

　血管造影 angiography，特に脳血管の写真に多用されたサブトラクション技法について述べる．この場合，頭蓋骨陰影を消去し血管像のみ残すことを目的とする（図5-5）．

(1) 造影直前に単純撮影を行い，その写真(a)をグラビアフィルムなどに密着焼付けして，反転画像(b)を作成する．

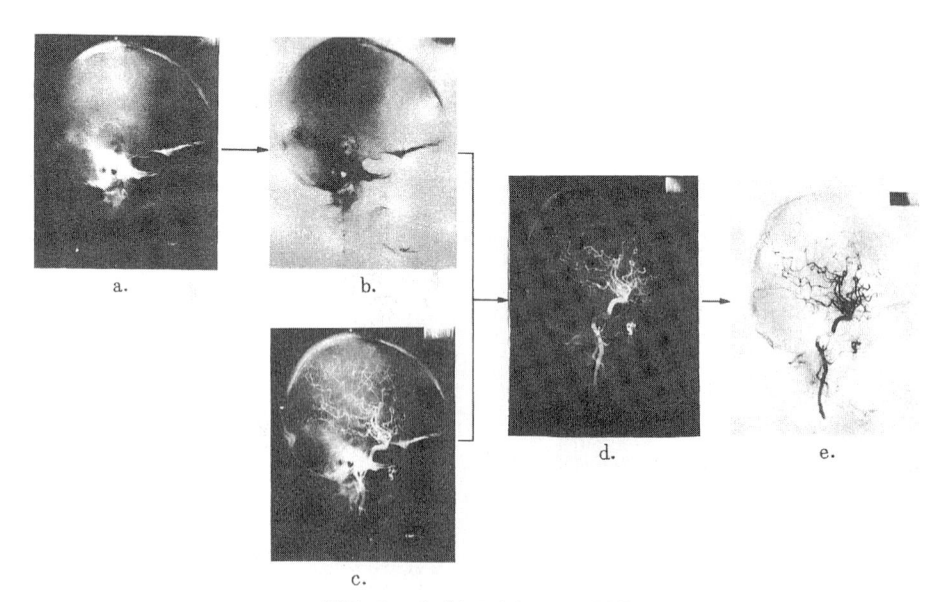

図5-5．サブトラクションの原理

(2) 目的の造影写真(c)に(b)を重ね合わせると，造影像のみが残った画像(d)となる．

(3) これを再び複写用フィルムに密着焼付けすれば，サブトラクション像(e)が得られる．

実施の際には，単純撮影と造影撮影の撮影時の位置合わせが完全に一致しており，反転画像(b)は適度の階調・濃度に仕上げるとともに，造影写真(c)との重ね合わせはずれが生じないようにするなどの注意が必要である．

D．デジタルラジオグラフィ，DR

増感紙・フィルム系をはじめとする従来からのアナログ画像に対し，被写体を透過した平面状のX線強度分布を，なんらかの検出器を用いて検出，これをAD変換して画像のデジタル化を行う方法が急速に発展してきた．これをデジタルラジオグラフィdigital radiography(DR)といい，検出器にI.I.－TVカメラ系を用いるデジタルフルオログラフィ digital fluorography (DF)や，輝尽性蛍光体を用いるコンピューテッドラジオグラフィ computed radiography (CR) が普及している．これらのシステムでは，検出器の信号はAD変換処理によってデジタル化されるが，近年 平面検出器と呼ばれ，X線強度を直接的にデジタル画像として記憶するシステムも開発され，将来的な発展が期待されている．

画像情報をデジタル化することによる大きな利点は，
- 情報の伝送・保管に際し，信号の劣化が極めて少ない．
- コンピュータによる画像処理が行え，診断に有用な情報を抽出したり強調したりして表示させることができる．
- 電子保管ができ，データ通信にも有利である．デジタル医用画像の一括管理や伝送を高効率で行うシステムをPACS (Picture Archiving and Communication System) という．このための規格化も進んでおり，これによれば写真を保管したり運んだりする手間や設備が省け，画像の遠隔伝送も瞬時に行える．

増感紙・フィルム系では，露光量と濃度の関係はこれらの特性によって大きく限定され，有効露光域は比較的狭い．これに対してDRの検出器は，出

力が入射線量域に対して幅広い直線性を有しており（これをダイナミックレンジが広いという），かつコンピュータによる種々の画像処理が行われるため，より診断能の向上を図ることができる．これらの画像出力は TV モニタで観察されたり，イメージャにより写真出力される．

1．デジタル画像の構成

デジタル化とは，連続的なアナログ信号を離散的な信号に変換することである（図5-6）．横軸のデジタル変換を**標本化** sampling，縦軸のそれを**量子化** quantization という．両者を"細切れ"にするほど元のアナログデータを忠実に再現することにつながるが，それだけデータ量や通信時間の莫大な増加をまねくことにもなる．

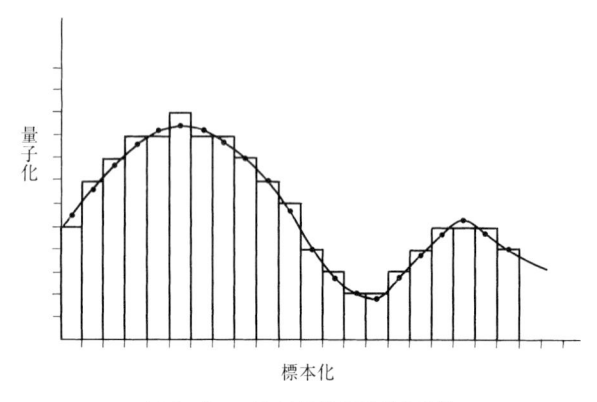

図5-6．一次元信号のデジタル化

1）標本化 と 量子化

標本化によって**空間分解能**が決定されるが，大まかに標本化しすぎると"ギザギザな"パターンを感じたり，原画に存在しない縞目状のパターン（エリアシング誤差 aliasing error）を生じたりする．どこまで細かく区切ればよいかに関する重要な理論に，MTFの項で述べたサンプリング定理がある．

一方，量子化は**濃度分解能**を決定する．量子化には前述のような定理はなく，目的によって決められることが多い．例えば，一般の黒白写真では上下限を256階調程度で分ければ十分とされるが，階調の豊富なX線写真ではさ

らに細かく分ける必要があり，1024以上の階調が必要である．大まかすぎると量子化ノイズ（原画像との誤差，丸め誤差）が増えることになるが，必要以上に細分化しても標本化と同様，データ量は増加する一方となる．

2）**画像のデジタル化**

二次元的な広がりをもつ画像については，TV信号におけるように各走査線上の一次元データ（通常 主走査と呼ばれる）を，必要な走査線数分つなぎ合わせたもの（副走査）として考えればよい（図5-7）．

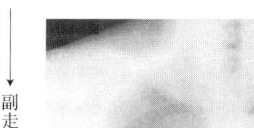

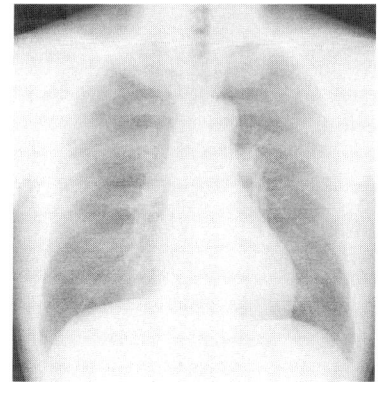

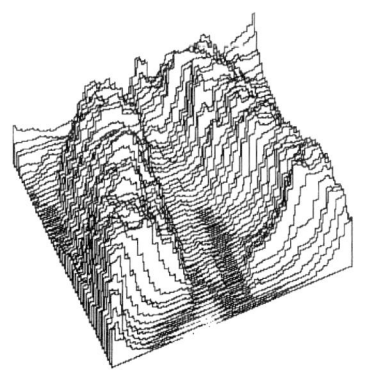

図5-7．画像のデジタル化

画像を標本化すれば，最終的にはある微小正方形で碁盤目状に区分けしたものとなる．この碁盤状の区分けを**マトリクス** matrix，区分された微小正方形を**画素**（picture element）または**ピクセル**（picture cell ; pixel）といい，横×縦の画素の総数を**画素数**と呼ぶ．デジタル画像は，これら1個1個の画素に，それぞれ量子化されたデータ（画素値）が収められたものと考えることができる．

原画像すべてを一様に階調分けするのではなく，範囲を限定して階調分けすれば，コントラストをより拡大して表示させることができる．これはコントラスト強調とも呼ばれ，低コントラストのものでも十分な階調をもたせることできる．

3）画像のデータ容量

デジタル化はコンピュータによる処理が前提であり，コンピュータでは究極的には2進数演算が行われるが，したがってデジタル信号とは，0（ある低い信号レベル）か1（ある高い信号レベル）が連なったものとして表されることになる．

"0か1か"は情報の最小単位で，これを1ビットbitの情報といい，これより2通りの情報が区別できる．0か1が8個並んだものを8ビットの情報というが，これより$2^8=256$通りの情報が区別でき，コンピュータではこれを1バイトByte（B）の塊として取り扱う．したがって量子化における8ビットの階調とは，原画を256階調に分けたことを意味する．10ビットでは$2^{10}=1024$の階調表現ができるが，Byte単位で取り扱われるため，これは2Byteの情報となる．

1画素に何Byteの情報が与えられているかにより，Byte数×画素数によって画像容量を概算することができる．例えば，標本化1024×1024，量子化10 bits（＝2B）であれば，1024×1024×2B≒2.1MBの容量となる．

データ容量は計算速度やデータの保管，通信速度に大きく影響し，データ圧縮技術によるデータ容量の低減化は，デジタル技術では不可欠なものとなっている．

2．デジタルフルオログラフィ，DF

登場した80年代初めには，コンピュータにより画像間のサブトラクション処理を行い，血管像を強調させるものとして，デジタルサブトラクションアンギオグラフィ digital subtraction angiography（DSA）と呼ばれた．

コントラスト分解能に優れるため，経静脈性造影（IV-DSA）でも十分鮮明な動脈像が得られる利点があり，患者や術者の負担が大幅に軽減された．やがて造影剤の低侵襲化や技術の進歩と相まって，よりコントラスト分解能の高い経動脈性造影（IA-DSA）にも適用が及び，現在では従来の増感紙・フィルム系による撮影にとって変わりつつある．さらにサブトラクションを行わない場合も含め，デジタルアンギオグラフィ digital angiography（DA）とも総称されるようになり，心血管におけるシネ撮影に変わるものとしても利用されている．このほかDFは消化管検査にも用いられている．

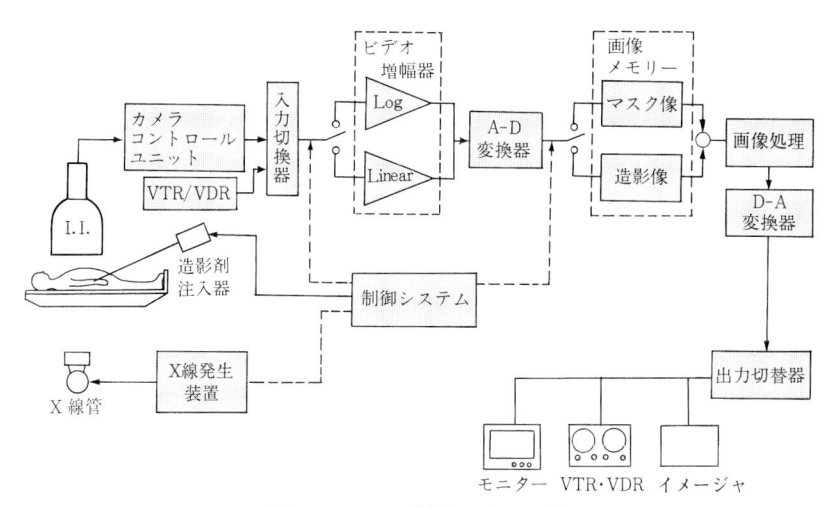

図5-8. DSA装置のブロック図

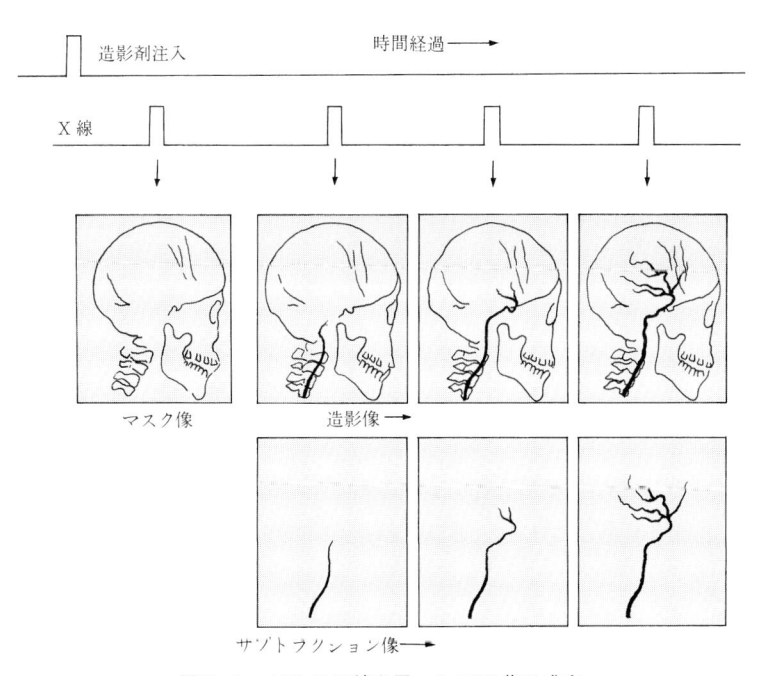

図5-9. パルスX線を用いたDSA像の成立

DF 装置の一般的なブロック図を図5-8に示す．高解像の I.I.-TV カメラ系を用い，ビデオ信号は AD 変換されてコンピュータによる種々の画像処理後，モニタ観察されたり，イメージャにより写真出力される．

パルスX線を用いた DSA の原理の一例を図5-9に示す．DSA では，いったん画像メモリに記憶された造影前後の画像について，コンピュータ演算によりサブトラクションを行うが，差し引くもとになる画像をマスク像と呼ぶ．マスク像の選び方やデータ収集の方法にもいくつかの方式がある．

図5-10に頭部血管造影（動脈相・側面像）の DSA ステレオ撮影例を示す．

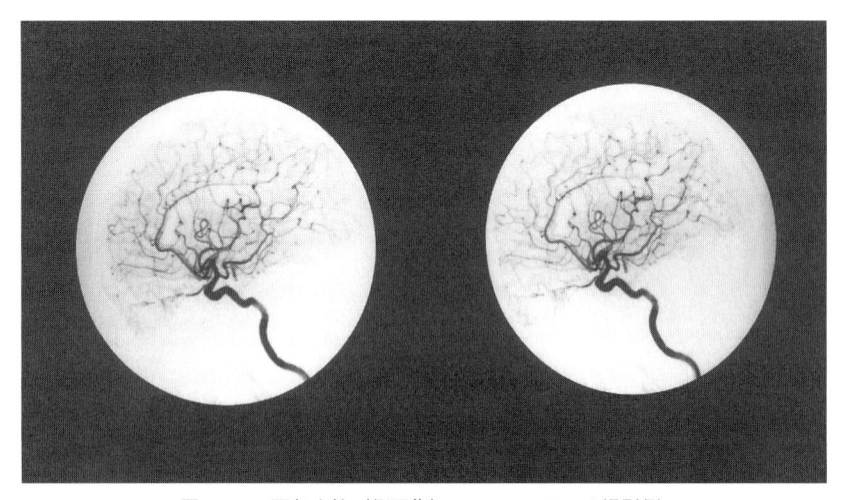

図5-10．頭部血管（側面像）の DSA ステレオ撮影例
（※左側が前頭部，立体視は交差法）

3．コンピューテッドラジオグラフィ，CR

CR は富士フィルムが開発し，1983年に商品化されたものである．輝尽性蛍光体を塗布したプレート状の検出器（イメージングプレート）に蓄えられたX線像を，デジタル信号として読み出し，コンピュータで画像処理を行って写真出力するものである．

この方式の大きな特長は，高感度で広いダイナミックレンジをもつ検出器と効率のよい信号取り出しにより，被曝線量の低減が図られ，コンピュータ

による画像処理によって豊富な画像情報が得られることである．

1）輝尽性発光

増感紙の項でも述べたように，輝尽性発光とは，蛍光体発光の残光過程中に，長波長光の照射によって発光が一時的に強くなる現象である．輝尽性発光を示す蛍光体として，フッ化ハロゲン化バリウム（BaFX：Eu^{2+}　X：ハロゲン）や臭化ルビジウム（RbBr：Tl）結晶が用いられる．撮影によりX線強度はいったん結晶内に捕獲電子として蓄えられ（記憶），後で赤色光を照射することによって照射X線量に比例した光量の青紫光を発光する．CRによるX線像の記憶と読み取りの原理を図5-11に示す．

カセットタイプでは，蛍光体プレートは専用のカセッテに収めて撮影に用いられるが，フィルムがなく明室装填できるところが増感紙・フィルム系と大きく異なる．フェーディングや自然放射線による影響を考えて，撮影後は8時間以内に画像化したり，長期未使用のものは撮影前に画像をクリアにしておくのが望ましい．

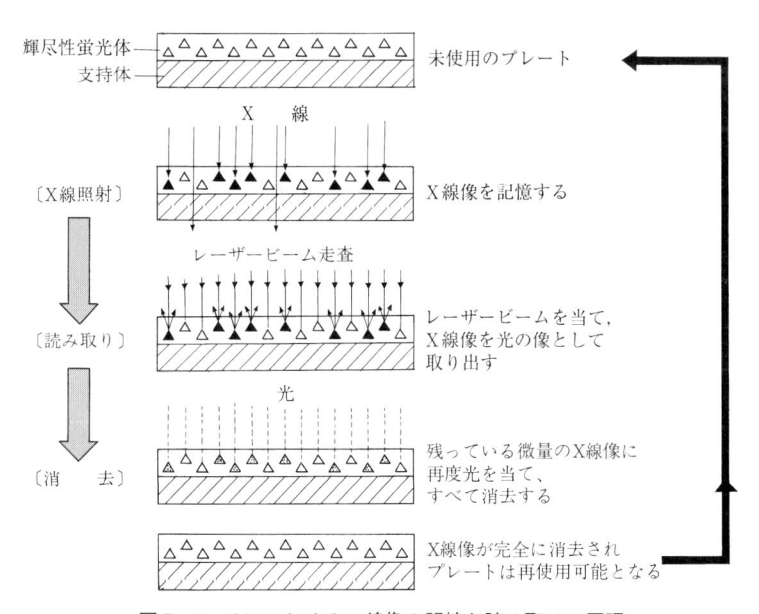

図5-11．CRにおけるX線像の記憶と読み取りの原理

2）CR 装置

図5-12に CR 装置の外観を，図5-13に一般的なブロック図を示す．

撮影後のプレートは，(1) 画像読み取り機構によってレーザービームで走査され，画像情報が光として取り出される．この光信号はフォトマルにより電気信号に変えられた後 AD 変換される．(2) 読み取りが終わったプレートは，消去装置で光照射により残存の画像情報が完全に消去されて繰り返し使用される．(3) デジタル変換された信号はコンピュータにより画像処理されたのち，(4) レーザーイメージャに送られ，専用のフィルムに写真出力される．

画像処理はコンピュータにプログラムされており，

・露光量の大小によらず感度を一定に保つ
・階調処理によるコントラストの調整や，鮮鋭度の調整
・サブトラクションなど画像間の演算

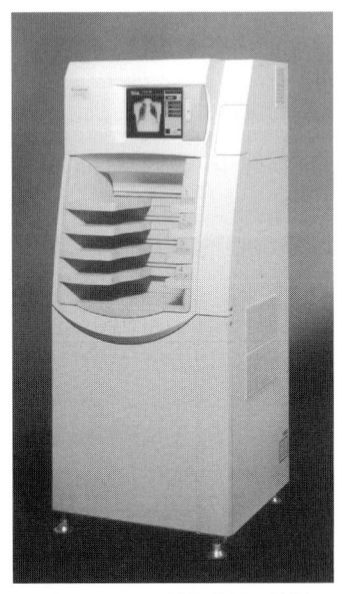

図5-12．CR 読取装置の外観
（カセッテタイプ，富士 FCR 5000H）

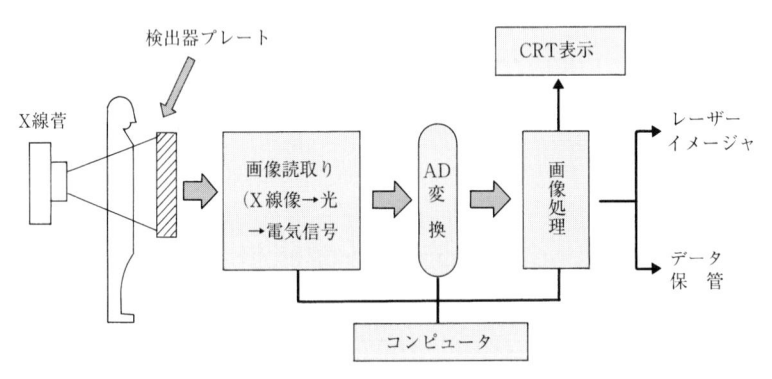

図5-13．CR のブロック図

などが行われ，診断能の向上が図られる．

図5-14に増感紙・フィルム系で撮影された胸部写真(a)と，CRにより画像処理された胸部写真(b)を示す．(a)では肺野のコントラストは良好であるが縦隔部の描出が十分でなく，(b)ではいずれの描出もよいことがわかる．

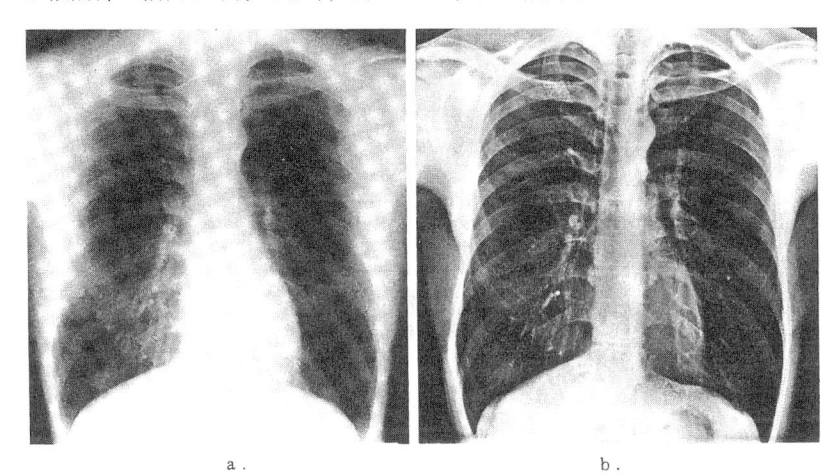

a. b.

図5-14．胸部写真の比較

4．平面検出器

平面検出器 flat panel detector は，検出器とデジタル読み取り機構が一体となったコンパクトな構造をもち，デジタル画像のもつ数々の利点のほか，撮影直後に画像を観察でき，動画対応も可能など，次世代のX線撮影システムとして注目されている．

デジタル化の原理は，アモルファスシリコンによる薄膜トランジスタ thin film transistor (TFT) が，デジタル画像のマトリクスに対応して配列され，各々がON/OFFスイッチとして動作することによる．

平面検出器を大別すると，X線照射により得られた電子・正孔を直接に取り込みデジタル化を行う直接変換方式と，検出器であるシンチレータや蛍光板でいったん光に変え，フォトダイオードを介して信号を取り込む間接変換方式がある．前者は製膜も比較的単純で空間分解能に優れ，後者は検出器による鮮鋭度低下の要因が含まれるが，X線利用効率を示すDQEは高い．

E．高エネルギー写真

　放射線治療では，ライナックなどの高エネルギー放射線発生装置から得られるX線や電子線，RIから得られるγ線などの高エネルギー放射線を用いて，主に悪性腫瘍の治療が行われる．放射線治療では病巣に放射線を正確に照射し，正常組織の障害を最小限に抑えることが重要であり，綿密な治療計画のもとに治療が実施されていく．

　放射線治療においても，治療計画におけるシミュレータによる撮影やX線CT撮影，治療線束による照射部位の照合，体内線量分布の測定や装置の保守管理に伴う各種の測定など写真を利用する機会は多い．ここでは照射部位の照合写真およびフィルム法による線量分布測定について述べる．

1．照射部位の照合写真

　治療線束が目的部位に正しく一致しているか否かを確認するためのもので，治療計画や治療中適宜に行われる．実際の照射状態で行うのが望ましく，このため治療用線束を利用して撮影され，照射装置の名をとってライナックグラフィ linacgraphy などと呼ばれる．

　撮影はまず治療用の照射野で行い，次にフィルムを動かさずに照射野を広げて撮影する二重撮影が行われる．したがって治療照射野の部分は周辺部より高濃度になり，目的部位に正しく照射されているか否かが確認できる．

　高エネルギーのX線・γ線は増感紙やフィルムに対する吸収効率が極めて低く，このため一般に金属蛍光増感紙に専用のフィルムを組み合わせたものが用いられる．図5-15に胸部ファントームによるライナックグラフィの例を示す．高エネルギーにな

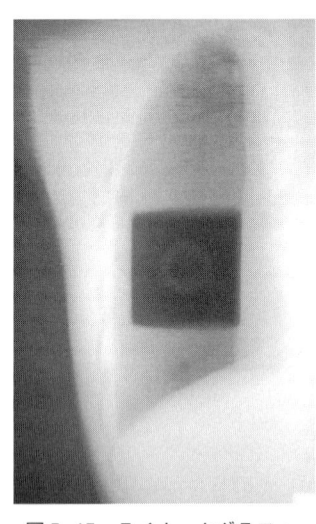

図5-15．ライナックグラフィによる照合写真

ると各組織のX線吸収差が極度に小さくなり,低コントラストの写真となる.

2.フィルム法による線量分布測定

　治療精度を上げるためには体内の線量分布を正確に把握することが必要であり,これには種々の測定法がある.現在ではコンピュータによる計算が主流となり,CTと接続して体内の組織分布を加味した高精度な線量分布の把握が可能になった.

　フィルム法は操作が簡便で,空間的に連続した線量分布の記録を1回の照射で行えることから,今日でもよく用いられている.フィルム法により線量分布を求めるには,これを人体組織と等価な物質(Mix‒Dp板など)で挟み,放射線束を乳剤膜面に平行に照射すればよい.現像後,必要な点の濃度測定を行い,別に求めた線量-濃度曲線からこれを線量に変換して,線量の等しい点を結べば等線量曲線 isodose curve が得られる.このとき等濃度記録装置を用いれば簡便に等線量曲線を作成することができる.図5‒16にライナックを用いて照射されたフィルムと,等濃度記録装置により得られた等

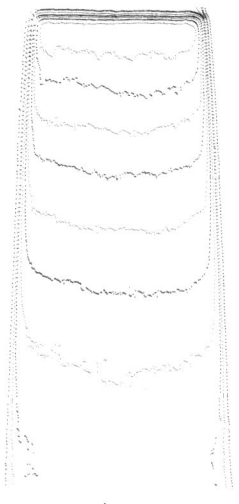

図5-16.フィルム法で求めた線量分布
　　a:照射されたフィルム
　　b:等線量曲線

線量曲線の例を示す.

フィルムは,線量と濃度ができるだけ広い範囲にわたって直線関係にあることが望ましく,このため1枚ずつ遮光袋に入った専用のフィルムも市販されている.工業用X線フィルムや印刷用のグラビアフィルムが用いられることもある.

このほかフィルム法は照射装置の機器管理にも利用される.例えば,フィルムを線束に対して垂直に置いて照射すれば,光学的照射野と実照射野のずれを確認したり,照射野内の線量分布の平坦度を調べることができる.

F. オートラジオグラフィ

オートラジオグラフィ autoradiography は,RIを含む試料を感材と密着させ,試料中のRIの分布状態をそのまま写真乳剤に感光させて記録するもので,RIの利用拡大に伴い種々の分野に応用されている.オートラジオグラフィは検出能が高く,医学・生物学ではRIをトレーサー(追跡子)として薬物の代謝状態などを調べたり,遺伝子工学の分野で用いられる.

オートラジオグラフィは,

(1) マクロオートラジオグラフィ macro autoradiography
(2) ミクロオートラジオグラフィ micro autoradiography
(3) 飛跡オートラジオグラフィ track autoradiography

に大別される.

表5-1. オートラジオグラフィによく用いられるRI

RI	半減期(日)	β線平均エネルギー (MeV)	乳剤中での平均飛程 (μm)
^{131}I	8	0.205	160
^{32}P	14.5	0.695	700
^{89}Sr	55	0.57	600
^{59}Fe	47	0.12	60
^{35}S	88	0.055	20
^{45}Ca	180	0.10	50
^{3}H	4,476	0.005	0.5
^{14}C	2×10^{6}	0.05	15

オートラジオグラフィでは，試料のRI分布像を高精度に写真記録する必要があり，解像力が特に問題となる．解像力に影響する因子としては，放射線の種類とエネルギー，写真乳剤の種類，試料や乳剤の厚さ，試料と乳剤の密着度などが挙げられる．RIにはβ線を放出するものが多用され（表5-1），エネルギーは低いほど写真作用は大きい．

輝尽性蛍光体を用いた専用のCR装置も実用されている．

1．マクロオートラジオグラフィ

RIを注入したマウスや植物などを薄い試料にして，これを感材に密着しRIの分布像を肉眼で観察するものである．マクロオートラジオグラフィには，高ガンマで解像力に優れ，カブリが少なく高感度の感材が必要で，X線フィルムや印刷用のプロセスフィルムなどが用いられる．

マウス，ラットなどの実験動物における一般的な手技について述べる．

(1) RIで標識された薬物などを投与して所定時間を経たのち，軽く麻酔してドライアイス浴などで凍結する．
(2) ミクロトームを用いて目的部分の切片（20～30μm厚）を作成する．
(3) 冷暗所でX線フィルムなどと密着して感光させる．露出時間は予備実験で求めておくのがよい．

マウスの静脈に^{45}Caを投与して得られたマクロオートラジオグラフィの例を図5-17に示す．骨などによく取り込まれているようすがわかる．

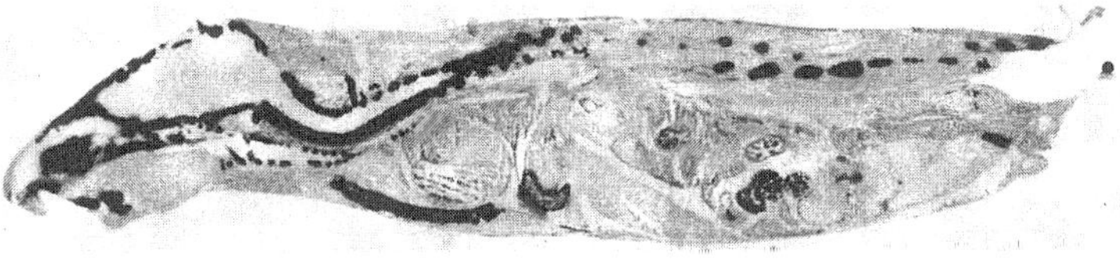

図5-17．マクロオートラジオグラフィ

2．ミクロオートラジオグラフィ

^{3}Hや^{14}Cなどで標識された化合物を用いて，組織・細胞レベルのRI分布

を調べるのに利用され，β線に高感度で高解像力が要求されることから，専用のオートラジオグラフィ用乾板が使用される．

主な手技に次のようなものがある．

(1) マウント法：感材上に直接試料をのせたり，液体の試料を塗布したりする方法で，密着はよいが標本の染色などに不便であり，また試料による化学カブリや試料により現像が妨害されるなどの欠点もある．

(2) ストリップ法：専用につくられた乾板から乳剤をはぎとり，これを試料上にかぶせるもので，1％グリセリン液中などでこれを行う湿式と，空気中で行う乾式がある（図5-18）．本法は乳剤と試料の間に気泡が生じやすいなどの欠点はあるが，試料と乳剤の密着がよく高解像力が得られることから，(3)の方法とともによく用いられている．

(3) ディップコーティング法：専用の液状乳剤に試料を浸漬して引き上げ，乳剤を塗布させるものである．試料との密着に優れ，多数の試料を作成する

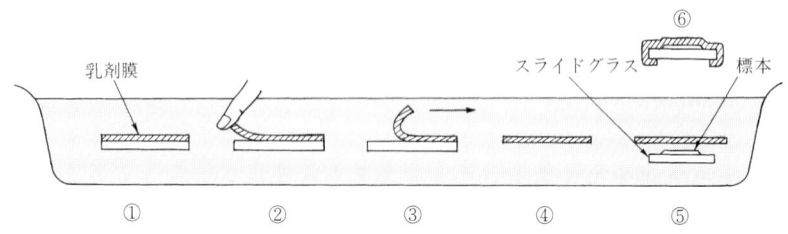

① ストリッピング乾板を，1％グリセリン液に入れる　② 指先で乳剤膜を縁からはがす
③ 矢印の方向に膜を引いてはがす　④ 乳剤膜を水平に広げる　⑤ スライドグラスを下に入れて引上げる　⑥ 乾燥

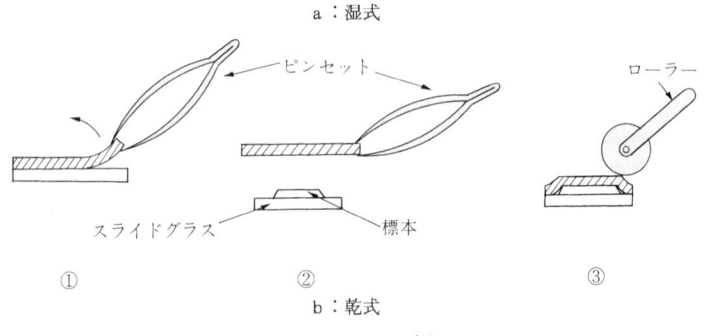

a：湿式

b：乾式

図5-18．ストリップ法

のに適しているが，乳剤の取り扱いが面倒であり，試料に均一に塗布するのにやや熟練を要する．

このほか電子顕微鏡での観察を行う電子顕微鏡オートラジオグラフィもある．

3．飛跡オートラジオグラフィ

乳剤に入射した荷電粒子線の通過に沿ってできた飛跡 track を，現像銀粒子の行列として記録し解析を行うものである．飛跡の起点から RI の位置を決定したり，単位面積当たりの飛跡数から RI の量を求めたりする．荷電粒子が乳剤中で完全に停止すれば，飛跡の長さを顕微鏡で測定することにより，RI の区別やエネルギーを求めることも可能である．このほか宇宙線や中性子の検出などにも利用される．

専用の原子核乾板が用いられるが，乳剤層（原子核乳剤）は厚く，$0.15\mu m$ 程度の微細な粒子が用いられ，含有量も多い．荷電粒子の種類，エネルギーにより数種製造されている．

原子核乾板のように厚い乳剤膜の現像を均一に行うためには特殊な処理が必要で，乳剤厚 $50\mu m$ 位までは X 線フィルム用現像液で普通の現像法でよいが，$100～200\mu m$ 程度になると希釈現像液で長時間現像し，これ以上の厚さの場合は低温で現像液を乳剤に浸透させ，その後温度を上昇させて現像を行うなど特殊な処理方法がとられる．

また，定着によって未現像ハロゲン化銀が除去されたとき乳剤膜厚が縮むため，飛跡の長さを測定する際はこの縮みに対する補正が必要となる．

カラー写真 6

　カラー写真は被写体の色彩を写真上に再現しようというもので，これは写真法発明の頃からの強い願望でもあった．以来，多くの研究開発を経て今日の普及をみるに至った．

　普通のカラー写真は，被写体のもつ色彩を再現するものであるが，X線写真は人体を透過したX線の強度差によって形成されるので，像の成立は人体組織の色とはまったく無関係である．したがってX線写真で人体組織の色を再現することはできない．X線写真の黒化度の濃淡を色の差で表現することによって，診断を容易にしようとする試みが行われたこともあるが，その処理や操作は容易ではなく一般化はしていない．CT画像のカラー表示や超音波カラードプラー，サーモグラフィなど，検出レベルを色分けして診断を容易にしようとするものもあるが，これらは疑似カラー psued color と呼ばれるもので，人体組織の色を表すものではない．

1．カラー写真の原理

1）色の認識

　図1-1に可視光の種類と波長を示したが，大略400-500nmの光を一様に混合すれば青，500～600nmでは緑，600～700nmでは赤に見える．

　物体に当たった光は，一部は反射，一部はその物体に吸収された後，物体から透過されてでてくる．"物体が見える"とは物体からの反射光や透過光が目の網膜までとどくからであり，光の波長分布・入射光量・物体からの反射率・透過率・視感度など種々の要因によりさまざまな見え方が起こる．

"赤に見える"とは，物体のもつ色素により白色光のうち赤色光のみ反射され，他の色光は吸収されるからである．また，赤色フィルターを通して見ると，赤色光のみが透過され他の色光は吸収される．

ヤング Young とヘルムホルツ Helmholtz の視覚3原色論によれば，肉眼では多数の色を個別に感じるのではなく，色の認識には青・緑・赤3種の色感覚の異なる光受容器が必要であるとした．やがて，網膜上にこれらの3種の光受容器の存在が確かめられ，これらはそれぞれ1色光のみ強く感じるが，各々が受けた刺激の比率によって種々の色感覚が起こることがわかった．

2）3原色

青（blue, B）・緑（green, G）・赤（red, R）を色光の3原色といい，これらを混合すれば，各色光のもつスペクトル領域が加算されて，その領域が広がって明るくなり，加法的に種々の色を合成することができる．このような方法を加法混色 additive process という（図6-1-a）．B+G+R は白色光（white, W）となる．

これに対して染料や色素などの色材は，混合すると減法的に種々の色が合成される．シアン（cyan, C）・マゼンタ（magenta, M）・黄（yellow, Y）を色材の3原色というが，これらは白色光から色光の3原色のうちの1色に相当するスペクトル領域を除いたものである．例えばシアンは白色光から赤色域を除いた残りの部分（青+緑）であり，マゼンタは同様に緑色域を，黄は青色域を除いたものである．

シアンでは色材によって赤色光の吸収，マゼンタでは緑色光の吸収が起こるため，シアンとマゼンタを混合すると，赤色光と緑色光が同時に吸収を受ける結果，青色光のみ反射されることになる．このように色材の3原色を混合すると，残るスペクトル領域は減少して暗くなるが，これを減法混色 subtractive process という（図6-1-b）．C+M+Y は黒色（black, K）になる．

混合するとスペクトル領域で白色光になる2色を互いに補色関係にあるといい，これらを混合したとき加法混色では白色光に，減法混色においては無彩色（黒または灰色）になる．例えば青の補色は黄色（=G+R）である．

カラー写真やカラー印刷・カラー TV などは，以上に述べた関係を巧みに利用したものである．

青＋緑＝シアン
青＋赤＝マゼンタ
緑＋赤＝黄

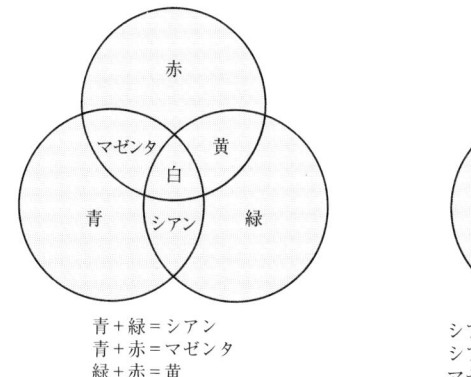

a. 加法混色

シアン＋マゼンタ＝白色光−(赤＋緑)＝青
シアン＋黄　　　＝白色光−(赤＋青)＝緑
マゼンタ＋黄　　＝白色光−(緑＋青)＝赤

b. 減法混色

図6-1．加法混色と減法混色

3) 色の分解と再現

カラー写真はあらゆる色を3原色で合成して再現するものであり，撮影に当たっては被写体のもつ色を3原色に分解して記録する必要がある．ただし，この段階では色の情報が画像の濃淡として分解されていればよく，色画像である必要はない．

1861年 マクスウェルは，同一の被写体をB・G・Rのフィルターを1色ずつ用い3回撮影して色の分解を行い，それぞれにB・G・Rのフィルターを通してスクリーンに合成させて色の再現を図った．この方法では映写像を得るのみで画像の記録はできなかったが，カラー写真の開発を促して，1930年代には今日のカラー写真の基礎ができあがった．

カラー写真では乳剤の感色性の違いを利用して色の分解を行う．すなわちB・G・R3原色の各々に感じる3種類の乳剤を，1つの支持体に重ねて塗布したフィルムや印画紙に露光を行うもので，これを多層乳剤法（モノパック法）という．このとき，感光する主体はあくまでもハロゲン化銀であり，露光後は3層それぞれに，色の情報が黒白画像として分解・記録されているだけである．

色の再現は3原色相当のそれぞれに分解された黒白画像を，発色現像によって色素画像に変換するもので，このとき3原色はそれぞれの補色に相当

する色材に置き換えられ，色材の減法混色として種々の色を再現する．

 4）発色現像

　黒白画像を色画像に変換するための操作を発色現像 color development という．感光したハロゲン化銀が金属銀に還元されると同時に，これと接したところに生成金属銀量に比例して色素を形成させるもので，漂白（脱銀）によって金属銀を除けば，銀画像に相当する量の色素像が残る．

　現像主薬はハロゲン化銀を還元すると同時に自らは酸化物となるが，発色現像には，この酸化物が有色物質に変わるのを利用する一次発色現像と，酸化物と反応して色素を生成する**発色剤**（カプラー coupler）を加えることにより発色させる二次発色現像がある．現在実用されているのは後者である．発色剤の選択により，シアン・マゼンタ・黄を発色させることができる．

　さらに二次発色現像には，乳剤中に発色剤を含まず現像時にこれを加えて発色させる**外型**と，乳剤製造中に発色剤が加えられた**内型**がある．外型では現像液中に発色剤を加えなければならないため，1回の現像では1色しか発色できず，3回発色させるには3回現像しなければならない．このように処理は複雑であるが感材構造は単純で，膜厚も薄く画質もよいため，カラー反転（リバーサル）フィルムの一部に用いられている．現在 カラー感材の主流となっている内型では，それぞれの乳剤層にその感色性の補色を発色する発色剤が含まれており，1回の発色現像により各色が同時に発色される．

2．カラー感光材料

　カラー感材は層構造が幾重にもおよび，多層構造を成している．

 1）カラーネガフィルムの構成

　カラーネガフィルムの一般的な構成を図6-2に示すが，各層の厚さは約 $1\sim3\,\mu m$，全乳剤層では$20\,\mu m$程度になる．

　感光層は上から青感層（レギュラー乳剤）・緑感層（オルソ乳剤）・赤感層（緑感性を低くしたパンクロ乳剤）の順に3層で形成されている．青色光は下部の2層にも感じるため，前2者の間には黄色フィルター層を設けて青色光のカットを行う．ハロゲン化銀には高感度なヨウ臭化銀が用いられ，各感光層は，それぞれの感色性の補色を発色するY・M・C発色のカプラーを含有する．

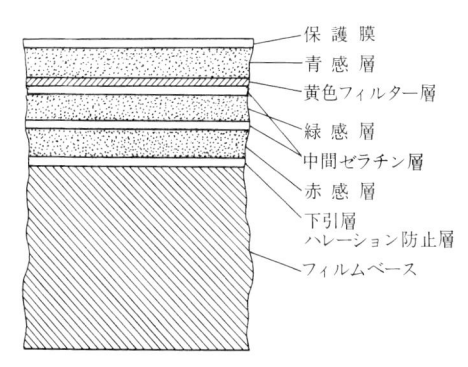

図6-2. カラーネガフィルムの断面図

（図中ラベル：保護膜／青感層／黄色フィルター層／緑感層／中間ゼラチン層／赤感層／下引層／ハレーション防止層／フィルムベース）

各感光層の下部にはゼラチン薄膜の中間層があり，成分どうしの混合や現像酸化物などの拡散を防ぐ役目をしている．最上層にはゼラチン保護層が塗布され，ハレーション防止層や黄色フィルター層は，それぞれ黒色・黄色のコロイド銀を含有，これらは現像処理で脱色される．

乳剤設計の改善として，各感光層における感度の異なる2層化，粒子形状の改良や微細化，保護膜や中間層の改良などが行われ，さらなる高感度・高画質化が図られている．

2）カラー印画紙（カラーペーパー）の構成

カラー印画紙もカラーフィルムと大体似た構造をもつが，青感層の感度を他の2層に比して著しく高めているので，黄色フィルター層を必要としない．したがって各層の配列は自由に選べることになるが，フィルムとは逆に通常上からR・G・B感色の順に塗布される．ハロゲン化銀には迅速に処理が行える塩臭化銀や塩化銀が用いられ，乳剤層厚はネガフィルムの約半分となっている．さらに印画紙では色素画像の耐久性の向上を図ることも重要である．

3）カプラー

カプラーはその色濃度が適正で安定であるとともに，処理に悪影響を及ぼさないことなどが必要である．外型のカプラーは拡散型カプラーとも呼ばれ，現像液によく溶解する性質をもつが，内型のカプラーは敏感な乳剤に対して無害で，他層への拡散もあってはならない．このためカプラーを不拡散性にしたり，拡散を防止するような処置がとられる．実際に使用されるものは各層のバランスの問題もあり，フィルムメーカー独自のものが使用され一般に

は公表されていない．カプラーの進歩は画質や処理性の向上にも寄与している．

カラーネガの多くは，各層での生成色素の分光吸収の重なりによる色再現の補正のため，カプラー自体を着色した着色カプラーや，DIR（Development Inhibitor Releasing，現像抑制剤放出型）カプラーを用いることにより画質の向上が図られている．

カプラーには活性メチレン化合物が用いられ，代表的なものとしてシアンカプラーにフェノールやナフトールの誘導体，マゼンタカプラーにピラゾロン誘導体，イエローカプラーにベンゾイルアセトアニリド誘導体がある．

カラー写真におけるネガ・ポジ法の発色原理を図6-3に，内型カラー反転フィルムの発色原理を図6-4に示す．

反転フィルムは反転現像処理によってポジ化されるが，一般にカラー写真の反転現像では，(1) 第1現像でネガ画像銀を形成させ，(2) 残存未感光ハロゲン化銀に均一露光で感光を行い（反転露光），(3) 発色現像によりポジ画像を得る．反転露光の代わりに，発色現像液に反転のための還元剤を添加する処理法もある．

このほかカラー感材には，反転現像を要しないで未感光ハロゲン化銀を現像するオートポジ型やカラーインスタント写真もある．

3．カラー処理

カラー感材の現像処理は，処理行程・各液の処方・温度や時間管理のいずれをとっても，黒白現像に比べるとかなり複雑であり，手現像が行われることは少ない．かける手間を考えるとラボ処理による方がよほど安価にすむ．

1）発色現像主薬

発色現像主薬として主に使用されるものは，パラフェニレンジアミン（パラミン）や，パラアミノフェノールのようなNH_2基をもつもので，これから誘導されたジエチルパラフェニレンジアミン diethyl-p-phenylenediamine や，色調に優れるコダック CD-3（カラー反転フィルム・印画紙用），高感度な同 CD-4（カラーネガフィルム用）などが挙げられる．このほか諸特性について改良されたものも種々発表されている．

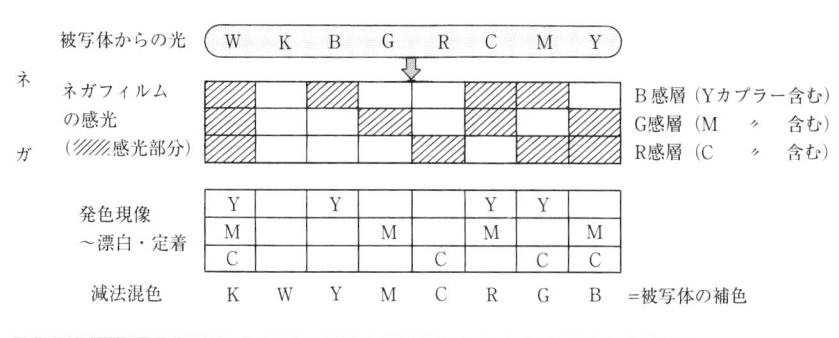

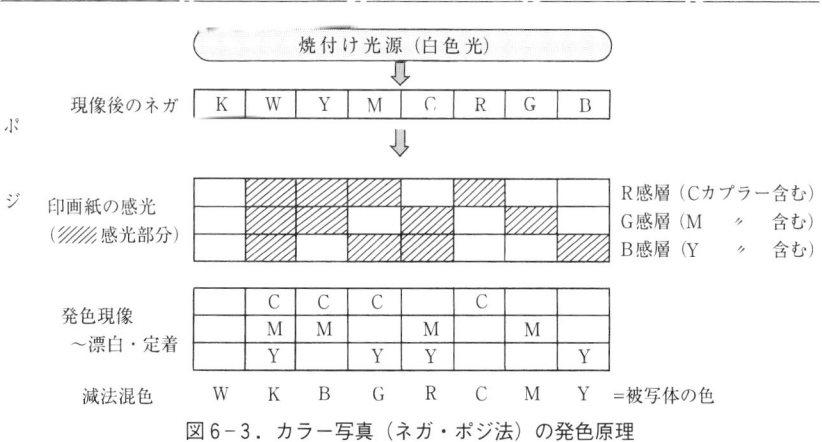

カラー写真　181

ネガ

被写体からの光	W	K	B	G	R	C	M	Y	
ネガフィルムの感光（▨感光部分）	▨		▨	▨		▨	▨		B感層（Yカプラー含む）
	▨		▨		▨	▨		▨	G感層（M 〃 含む）
	▨			▨	▨		▨	▨	R感層（C 〃 含む）

発色現像 ～漂白・定着	Y		Y			Y	Y	
	M			M		M		M
	C				C		C	C

| 減法混色 | K | W | Y | M | C | R | G | B | ＝被写体の補色 |

ポジ

焼付け光源（白色光）

現像後のネガ	K	W	Y	M	C	R	G	B

印画紙の感光（▨感光部分）		▨	▨	▨	▨				R感層（Cカプラー含む）
		▨	▨			▨	▨		G感層（M 〃 含む）
		▨		▨		▨		▨	B感層（Y 〃 含む）

発色現像 ～漂白・定着		C	C	C		C		
		M	M		M		M	
		Y		Y	Y			Y

| 減法混色 | W | K | B | G | R | C | M | Y | ＝被写体の色 |

図6-3．カラー写真（ネガ・ポジ法）の発色原理

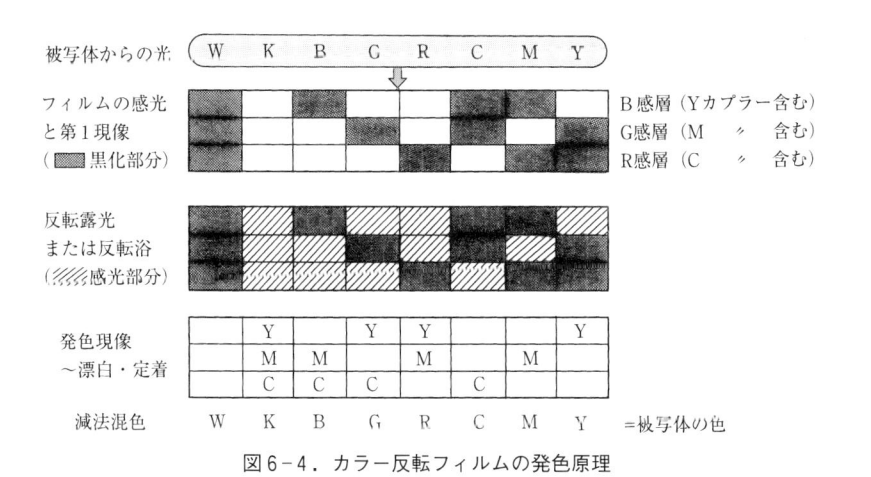

被写体からの光	W	K	B	G	R	C	M	Y

フィルムの感光と第1現像（■黒化部分）
B感層（Yカプラー含む）
G感層（M 〃 含む）
R感層（C 〃 含む）

反転露光または反転浴（▨感光部分）

発色現像 ～漂白・定着	Y		Y	Y				Y
	M		M		M		M	
	C		C	C	C			

| 減法混色 | W | K | B | G | R | C | M | Y | ＝被写体の色 |

図6-4．カラー反転フィルムの発色原理

2) カプラーの反応

発色現像により色素を生成する反応は，カプリング coupling と呼ばれ，次の3段階で起こる．

① 発色現像主薬 + nAg$^+$ → nAg$^+$主薬酸化物 ………… 現像反応
② 主薬酸化物 + カプラー → ロイコ色素 ……………… カプリング
③ ロイコ色素 + 酸化剤 → 色素生成

③については漂白の際に起こるものもある．

3) 漂　白

発色現像を終えた段階では色素画像と銀画像が共存しており，不要な銀画像を除去する必要がある．このような場合に行われる操作を漂白 bleach といい，カラー写真処理のほか一般的な反転現像や補力などの際にも行われる．漂白で銀画像を再びハロゲン化銀に変えた後，定着で溶解除去する．漂白主薬には主に EDTA 鉄キレートが用いられる．

カラー処理の代表的なものに，カラーネガ用のコダック・プロセス C-41，内型カラー反転フィルム用の E-6，カラーペーパー用のエクタプリント3プロセスなどがある．これらの相当品による処理剤のキットも市販されている．

C-41の処理行程と処方例を示す．

a) **処理順序**　発色現像（3分15秒）　漂白（4分20秒）　水洗（1分5秒）　定着（4分20秒）　水洗（3分15秒）　安定（1分5秒）

b) **処理温度**　発色現像　37.8℃±0.15℃　安定　24〜38℃　その他38℃±3℃

c) **処理液**（コダック・プロセスC-41代用処方）

発色現像液

ヘキサメタリン酸ナトリウム	2 g
無水亜硫酸ナトリウム	4.25 g
臭化カリウム	5 g
無水炭酸ナトリウム	37.5 g
ヒドロキシルアミン硫酸塩	2 g

使用6時間前にCD-4	4.75 g
水を加えて	1,000 ml

漂白液

EDTA・NaFe	100 g
臭化カリウム	50 g
アンモニア　20%	6 ml
水を加えて	1,000 ml

定着液

チオ硫酸アンモニウム	120 g
無水亜硫酸ナトリウム	20 g
二亜硫酸カリウム	20 g
水を加えて	1,000 ml

安定液

湿潤剤　10%液	10 ml
ホルマリン（35〜37%）	6 ml
水を加えて	1,000 ml

索　引

あ

アキュータンス　141
アパーチャ　130
アルバート効果　27
圧力効果　28
暗室　68
　　——構造　68
　　——照明　69
　　——用具　74

い

イメージインテンシファイア（I.I.）　8
イメージャ　151
イラジエーション　23
インスタント写真　40
硫黄増感　36
1浴現像定着液　83
印画紙　42

う

ウイナースペクトル　61, 147

え

エッジ効果　91
エバハード効果　91
エリアシング誤差　144, 160
塩化銀乳剤　32

塩臭化銀乳剤　32, 179

お

オートラジオグラフィ　170
オルソ　22

か

カセッテ交換箱　73
カバリングパワー　48
カバン・ホフマン効果　92
カブリ　20
カブリ濃度　135
カプラー　34, 44, 178, 179
カメラの構造　6
カラー印画紙（カラーペーパー）　179
カラー写真　4, 175
　　——の発色原理　181
カラーネガフィルム　38, 178
ガンマ（γ）　19
解像力　141
解像力テストチャート　140
解像力法　24
階調度曲線　135
化学現像　17
化学増感　36
化学濃度　129
拡散転写法（DTR）　40
加法混色　176

過マンガン酸カリウム減力　110
過マンガン酸カリウム法（水洗完了試験）　106
過硫酸アンモニウム減力　111
間欠露光効果　26
還元増感　36
感光核（感光中心）　13
感光機構　13
感光計　74, 121
感光性樹脂　44
感色性　21, 70
間接撮影法　9
間接撮影用X線フィルム　50
乾燥　107
感度　20
乾板　4, 31, 43, 172
寛容度　19
画質特性　19
画質の評価　140
画素　161

き

キンク位　12
輝尽性発光　55, 165
希土類蛍光体　57
希土類増感紙　5
強度目盛法　133, 135, 137
距離法　137
金増感　36
偽写真効果　28

く

クニックマーク　28, 53
クライデン効果　27
クロスオーバー効果　60
クロム補力　109
クロロブロマイド紙　32
空間周波数　140
黒白ネガフィルム　37

け

蛍光　55
蛍光体（蛍光物質）　54
　——の種類　55
　——の特性　56
蛍光板　64
減感　36
原子核乾板　173
現像液　75
　——の構成　75
　——の主薬　75
　——の種類　81
　——の処方例　82
　——の助剤　78
　——の調製　83
　——の疲労　89
　——の補充　89
現像温度の影響　86
現像核　18
現像効果　92
現像時間の影響　85
現像タンク　73
現像停止　92
現像の隣接効果　91
現像の機構　17
現像バット　74
減法混色　176
減力　109

こ

コスチンスキー効果　91
コントラスト　20

コントラスト測定法（MTF測定法）　144
コンピューテッドラジオグラフィ（CR）　164
コンプトン効果　16
高エネルギー写真　168
光化学当量の法則　9
光化学反応　9
光学濃度　129
格子間銀イオン　11, 14
格子欠陥　11
硬水軟化剤　81
光電効果　16
光伝導（内部光電効果）　13
硬膜剤　34
　——（現像液）　80
　——（定着液）　95
光量子（光子）　10

さ

サバチエ効果　27
サブトラクション　158
酸性停止液　92
残留銀　100
残留銀試験法　101, 106

し

シネ用X線フィルム　51
シャウカステン　65
ジアゾタイプ写真　44
ジョグ位　14
色光の3原色　176
色材の3原色　176
支持体（感光材料）　29
支持体（増感紙）　57
湿板　4, 43
写真製版　41
写真濃度　19, 129
臭化銀乳剤　33
照合写真（放射線治療）　168
硝酸銀法　106

処理ラック（自動現像機）　116
時間目盛法　133, 138
自動現像機　112
　——の構造　114
　——の発達　113
　——の保守・管理　120
　——の補充量　120
　——用オートフィーダー　118
樹脂コート紙　31

す

スタチックマーク　28, 53
水洗　103
水洗完了試験法　105
水洗時間の短縮法　104
水洗方法　105

せ

セーフライト（安全光）　70
センシトメトリー　19, 129
ゼラチン　31
赤外線感光材料　22
鮮鋭度　23, 59, 141
潜像　13
潜像退行　24
潜像補力　35
線量分布図（フィルム法）　169

そ

ソラリゼーション　26, 134
双晶　10
相反則　25
相反則不軌　25, 138
促進剤　79
増感　35
増感紙　46, 53
　——の構造　57
　——の種類　62

索　引

——の特性　59
——の取り扱い　63
——の発光スペクトル
　　　　　　　　47

た

ダゲレオタイプ　3
多層乳剤法　177
第1熟成　33
第2熟成　34
脱塩　34

ち

チオ硫酸アンモニウム　94
チオ硫酸ナトリウム　94
置換水洗法　105
超加成性　78
調色　111
直接撮影法　7
直接撮影用X線フィルム
　　　　　　　　46
直接ポジ乳剤　39
ちりめん皺　103

て

デイライトシステム　123
デジタル画像の容量　162
デジタルサブトラクション
　アンギオグラフィ
　（DSA）　162
デジタルフルオログラフィ
　（DF）　162
デジタルラジオグラフィ
　（DR）　159
デュープフィルム　26, 157
停止・定着で起こりやすい
　故障　102
低照度減感効果（LID）
　　　　　　　　27
定着液　93
——の構成　93
——の主薬　94

——の種類　96
——の助剤　95
——の調製　96
——の疲労　99
——の疲労度判定法
　　　　　　　　100
転位　12
電極説（現像）　18
電子写真　44
電子対生成　16
電磁波の種類と波長　1
伝染現像　92

と

ドライ記録　154
透過濃度　129
等濃度記録装置　131, 169
特性曲線　19, 133

な

ナイキスト周波数　144
内部潜像　16, 27

に

2色カブリ　102
乳剤　31
　——の製造　33
　——の塗布　34
2浴定着法　102

ぬ, ね

抜け時間　97, 100
ネガ・ポジ法　3, 5
熱現像方式　155

の

ノンスクリーンタイプX線
　フィルム　45
濃度計　130

は

ハーシェル効果　26
ハイドロキノン　76
ハイポ　94
ハレーション　23
ハロゲン化銀　10, 32
　——の結晶軌道　12
　——の結晶の構造　10
バライタ紙　31
パラフェニレンジアミン
　（パラミン）　180
パンクロ　22
反転フィルム　39, 180
廃液処理　124
排水規制　124
発色現像　178
発色現像主薬　180

ひ

ビラール効果　27
ピクセル　161
ピロガロール　4, 78
比感度　20, 136, 139
非銀塩写真　44
被写体コントラスト　7, 45
飛跡オートラジオグラフィ
　　　　　　　　173
非相称システム（コダッ
　ク）　49
漂白　108, 182
標本化　160
標本化定理　144

ふ

フーリエ変換法（MTF測
　定法）　143
ファーマー減力　110
フィルムカセッテ　64
フィルムベス　29
フェーディング　24
フェニドン　77

ブートストラップ法　137
ブリスター（蛙肌）　103
物理現像　17
分光感度　21, 47
分光増感　37

へ

平均階調度（$\bar{G}$）　20, 139
平板型粒子（X線フィルムの）　47
平面検出器　167

ほ

ポジフィルム　39
放射線による感光　15
保恒剤（現像液）　78
保恒剤（定着液）　95
補色　176
補充液　89
補力　108

ま

マイクロ濃度計　131
マイクロフィルム　41
マクロオートラジオグラフィ　171
マルチフォーマットカメラ　152

み, め

ミクロオートラジオグラフィ　171
メトール　76
明室化システム　123

も, や

モトル　60
焼出し効果　28
焼付け　7

よ

ヨウ臭化銀　38, 178
ヨウ臭化銀乳剤　33, 46
溶解物理現像　18, 83
抑制剤　80

ら

ライナックグラフィ　168
ラチチュード　19
ラッセル効果　28

り, る

粒状性　24, 60, 146
流水水洗法　105
量子化　160
燐光　55
ルミネッセンス　54

れ, ろ

レーザー　153
レーザーイメージャ　152
レギュラー　22
レスポンス関数　142
露光効果　24

γ　135
APSシステム　38
Bunsen-Roscoeの相反則　25
CRT (Cathode Ray Tube)　9, 152
Callier係数（Q）　130
Coltomanの換算式　145
DQE　149
Grotthus-Draperの法則　9
Gurney-Mott説　14
I.I.　51, 164
KI反応　100
MTF測定法　24, 142
Mitchellの感光理論　14
NEQ　149
Ostwald熟成　34
PACS　159
PENベース　30
PETベース　30
RMS粒状度　146
ROC解析　149
Schumann乳剤　23
TACベース　30
convolution定理　146
flat panel detector　167
fog　20, 135
orthochromatic　22
pH緩衝剤（定着液）　96
panchromatic　22
regular　22
X線像の成立　7
X線フィルム　45
　——の寸法　50
　——の取り扱い　51

診療放射線技術選書 5
放射線写真学
　　　　　　　　　　　　　　　　　　Ⓒ 2001

定価（本体2,800円＋税）

1971年6月15日　1版1刷
2001年2月26日　3版1刷

著　者　　赤坂　勉
　　　　　（あか　さか　つとむ）

発行者　　株式会社　南山堂
　　　　　代表者　鈴木　肇

〒113-0034　東京都文京区湯島4丁目1-11
Tel 編集（03）5689-7850・営業（03）5689-7855
振替口座　00110-5-6338

ISBN 4-525-27853-6　　　　　　Printed in Japan

本書の内容の一部，あるいは全部を無断で複写複製することは（複写機などいかなる方法によっても），法律で認められた場合を除き，著作権および出版社の権利の侵害となりますので，ご注意ください．